Pierre-Louis Barge

70 MÉTHODES BARGES POUR ARRÊTER DE FUMER

éditions flblb

Les méthodes barges aux éditions FLBLB :

70 méthodes barges pour arrêter de grossir, Alexandre Géraudie
70 méthodes barges pour arrêter de perdre ses cheveux, Guillaume Heurtault

Les méthodes barges tirent leur nom de Pierre-Louis Barge, qui a signé le premier opus de la collection :
70 méthodes barges pour arrêter de fumer.

Avant-propos

Oui, fumer c'est bien agréable.

Certaines cigarettes vous semblent indispensables : celle de la pause-café, celle d'après l'amour, celle du condamné à mort, celle de 19h50, celle de l'apéro, la cigarette pour draguer, celle quand on vient de s'engueuler à propos du train raté de 19h49, celle avant un entretien d'embauche, celle après un entretien d'embauche, celle après une bonne journée de travail, la dernière avant d'arrêter, celle quand on reprend, celle à vélo, celle avant d'aller aux toilettes, celle sous la douche, celle pour faire des ronds de fumée.

Mais la cigarette tue et entrave le bon fonctionnement de la société, qui a besoin de personnes vigoureuses et productives. Grâce à nos méthodes révolutionnaires, vous vous passerez de cette mauvaise habitude et contribuerez à redonner à notre pays sa place centrale dans le concert des nations.

Sommaire

1re PARTIE – PRENDRE LE MAL À LA RACINE **7**

Changez de forme 8
Le trouage 9
Modifiez le contenu 10
Modifiez le contenant 11
L'avion 12
La poupée russe 13
Le porte-cigarette long 14
Le labyrinthe 15
Le selfie 16

2e PARTIE – LES MÉTHODES QUI ONT FAIT LEURS PREUVES **17**

Arrêtez petit à petit 18
Arrêtez le jour de votre anniversaire 19
Les substituts 20
Changez vos habitudes 22
Le vaudou 23
L'hypnose 24
Le café-clope 26
Le recyclage 27
Le jeu de patience 28
Aller à la pêche 29
Les vacances à la mer 30
La méthode des contraires 32
Arrêter de travailler 34

3e PARTIE – COMPENSER LES GESTES **35**

Le chat dans la gorge 36
La cheminée 37
Rouge à oreille 38
La caverne 39
Le mime 40
La moufle 42

Les papiers fâcheux ... 43
Les dominos ... 44
Le château ... 46
La marionnette ... 47
La machine à rétrécir ... 48
Faites-vous plaisir ... 50
Marchez sur les mains ... 51
L'ami en cigarettes ... 52
La majorette ... 54

4e PARTIE – LES EXEMPLES CÉLÈBRES ... 55

La méthode Jésus 1 ... 56
La méthode Jésus 2 ... 57
La méthode Galilée ... 58
La méthode Newton ... 59
Aider Christophe Colomb ... 60
La méthode Robespierre ... 62
La méthode Napoléon ... 63
La méthode Barbe Noire 1 ... 63
La méthode Barbe Noire 2 ... 64
La technique Van Gogh ... 65
La méthode Hergé ... 66
La méthode Kennedy ... 67
La méthode Grand Schtroumpf ... 68

5e PARTIE – UNE BONNE FOIS POUR TOUTES ... 69

Les lunettes ... 70
Complétez la panoplie ... 71
L'obstination ... 72
Le perroquet ... 73
Le crocodile ... 74
Le ventilateur ... 76
La méthode majeure ... 77
La couture ... 78
La potence ... 80
L'aveuglement ... 81
Perdu en mer avec un café ... 82
Le sapin ... 84
Le pansement ... 86

1re PARTIE

Prendre le mal à la racine

Le principal problème dans l'addiction au tabac, c'est l'existence des cigarettes. Il est malheureusement impossible de faire disparaître les milliards de cigarettes actuellement en circulation autrement qu'en les fumant. Mais il est possible de modifier notre rapport à la cigarette. Voire la cigarette elle-même.

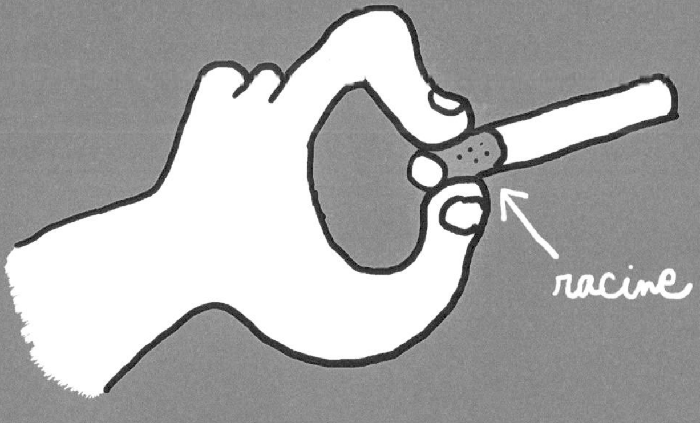

Changez de forme

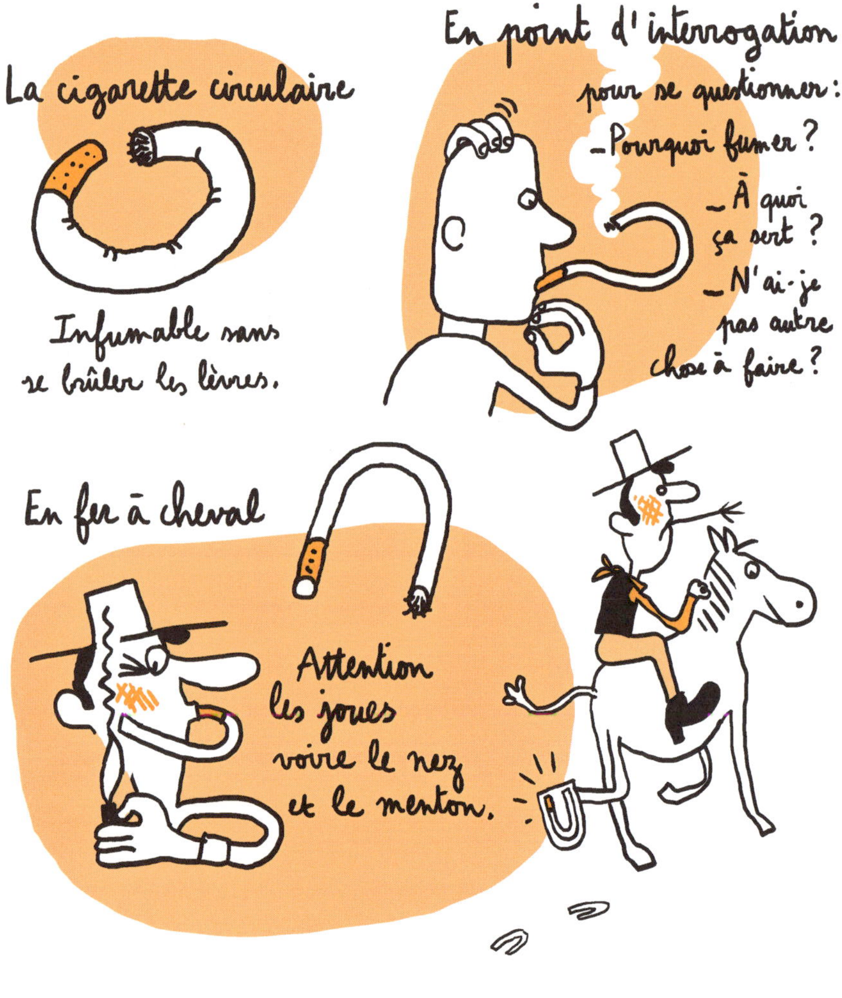
La cigarette circulaire
Infumable sans se brûler les lèvres.
En point d'interrogation pour se questionner :
– Pourquoi fumer ?
– À quoi ça sert ?
– N'ai-je pas autre chose à faire ?
En fer à cheval
Attention les joues voire le nez et le menton.

Le trouage

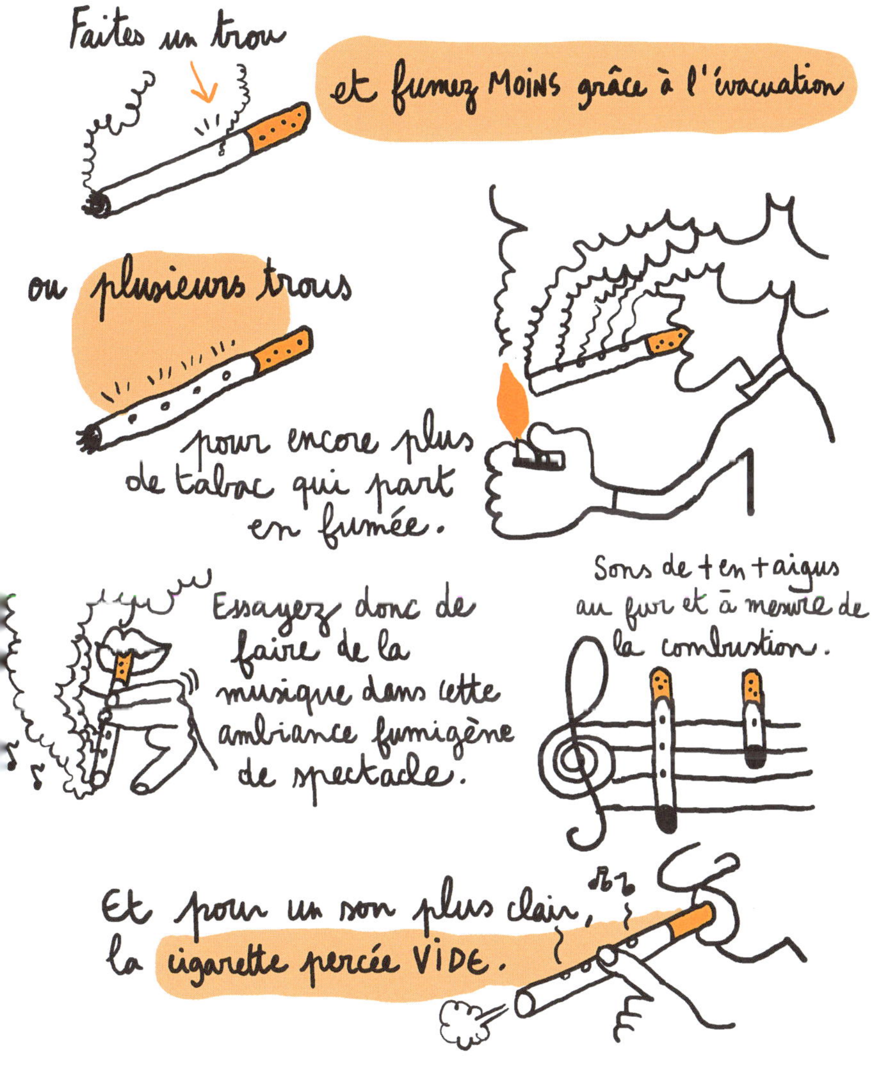
Faites un trou
et fumez MOINS grâce à l'évacuation
ou plusieurs trous
pour encore plus de tabac qui part en fumée.
Essayez donc de faire de la musique dans cette ambiance fumigène de spectacle.
Sons de + en + aigus au fur et à mesure de la combustion.
Et pour un son plus clair, la cigarette percée VIDE.

Modifiez le contenu

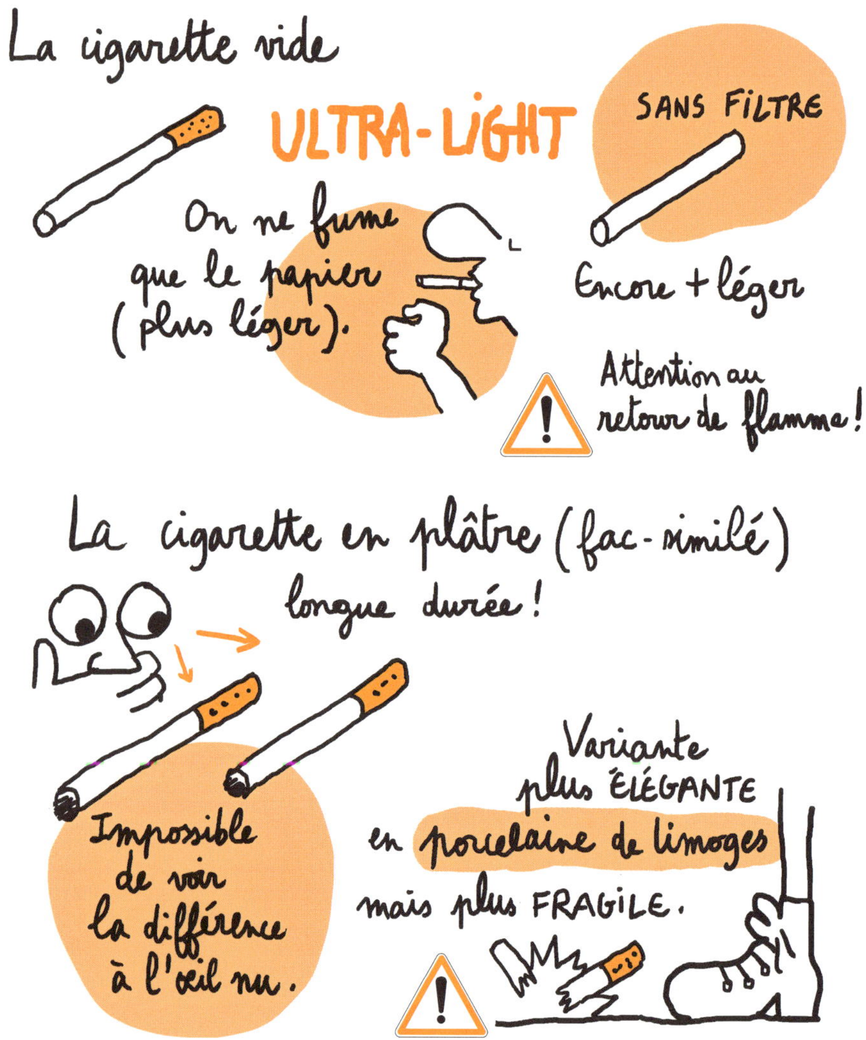

Modifiez le contenant

La cigarette filtre

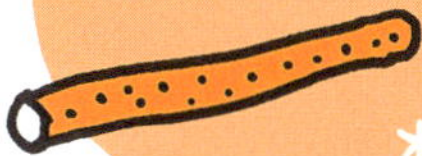

* Longue à allumer, l'odeur est repoussante si l'allumage est réussi.
* Réutilisable jusqu'à l'écoeurement.

La 3 filtres

pour un arrêt en douceur

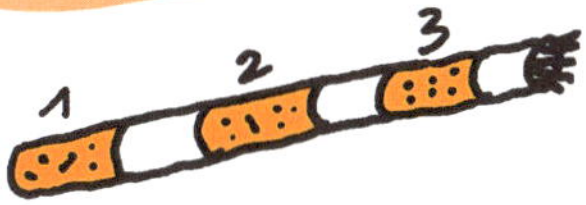

* Retarde trois fois l'arrivée du tabac.
* Nécessite de tirer avec plus d'efforts.

↪ Un TRAVAIL pendant la pause clope???

Le filtre central

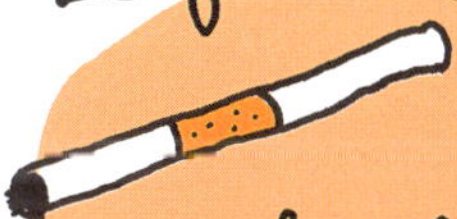

Deux fois plus de fumée, mais pas pour vos poumons!

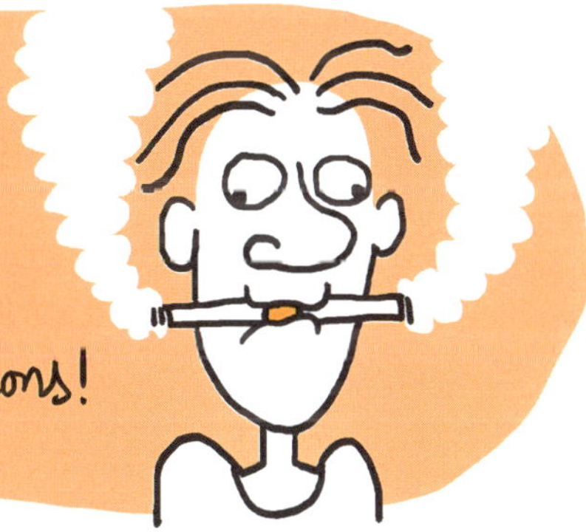

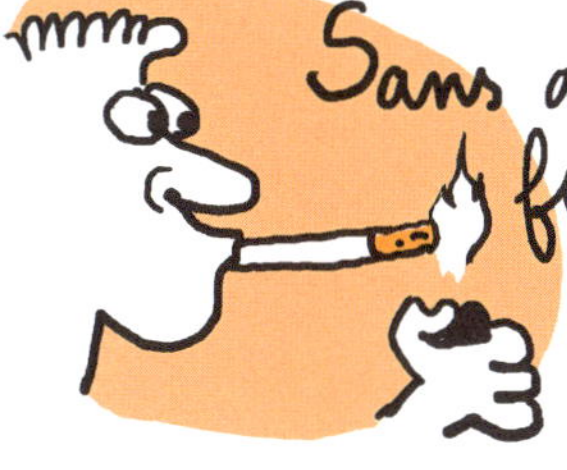

Sans achat supplémentaire, fumez votre cigarette à l'envers.

Vous fumerez moins et risquez de perdre patience.

L'avion

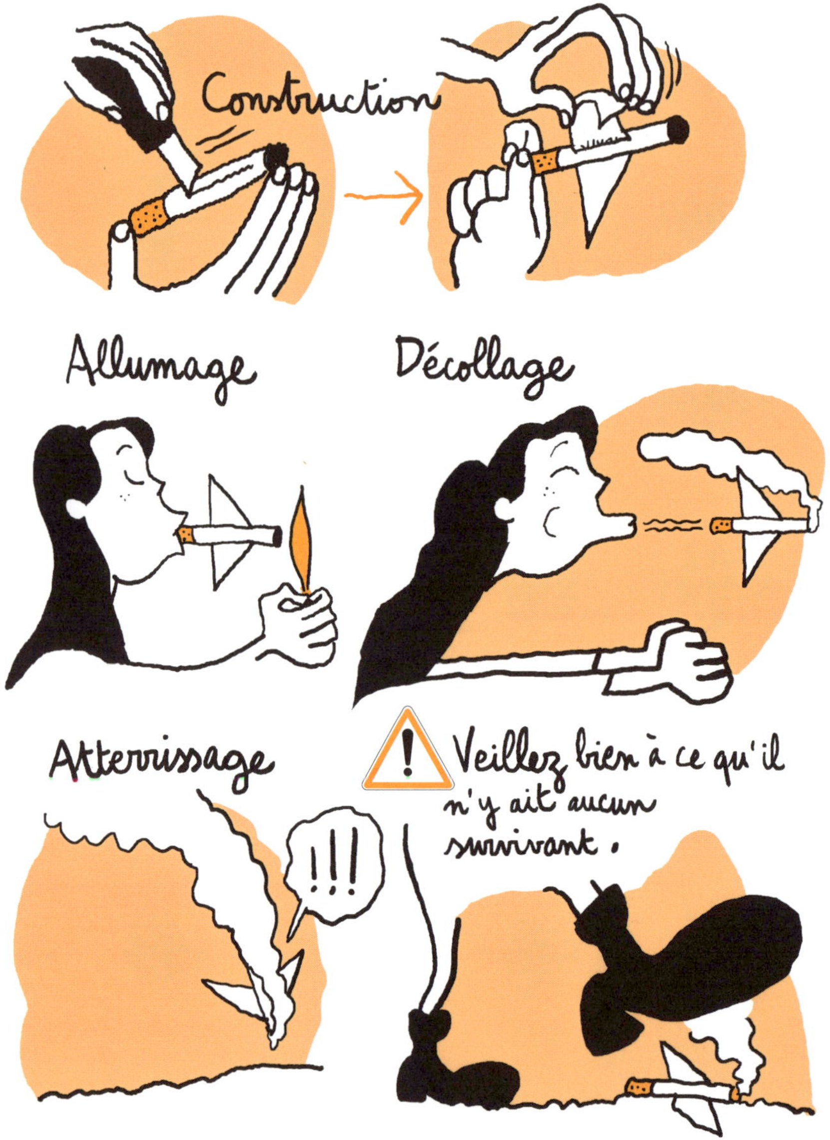
Construction
Allumage
Décollage
Atterrissage
!!!
Veillez bien à ce qu'il n'y ait aucun survivant.

La poupée russe

(à ne pas confondre avec la cigarette russe, également une méthode efficace)

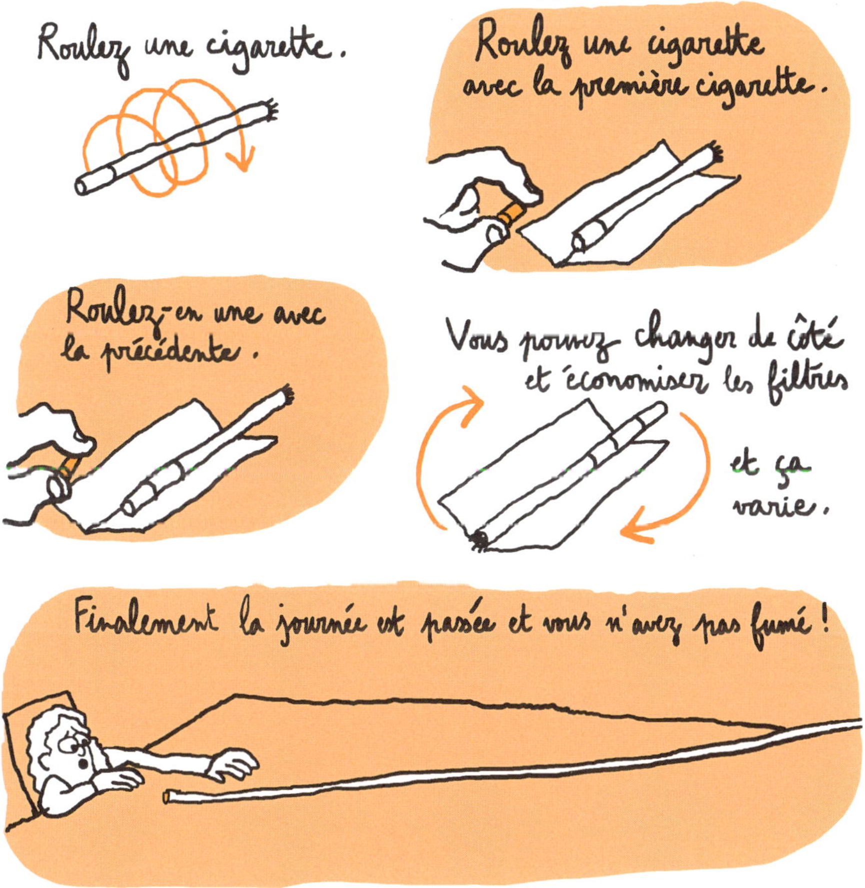

Le porte-cigarette long

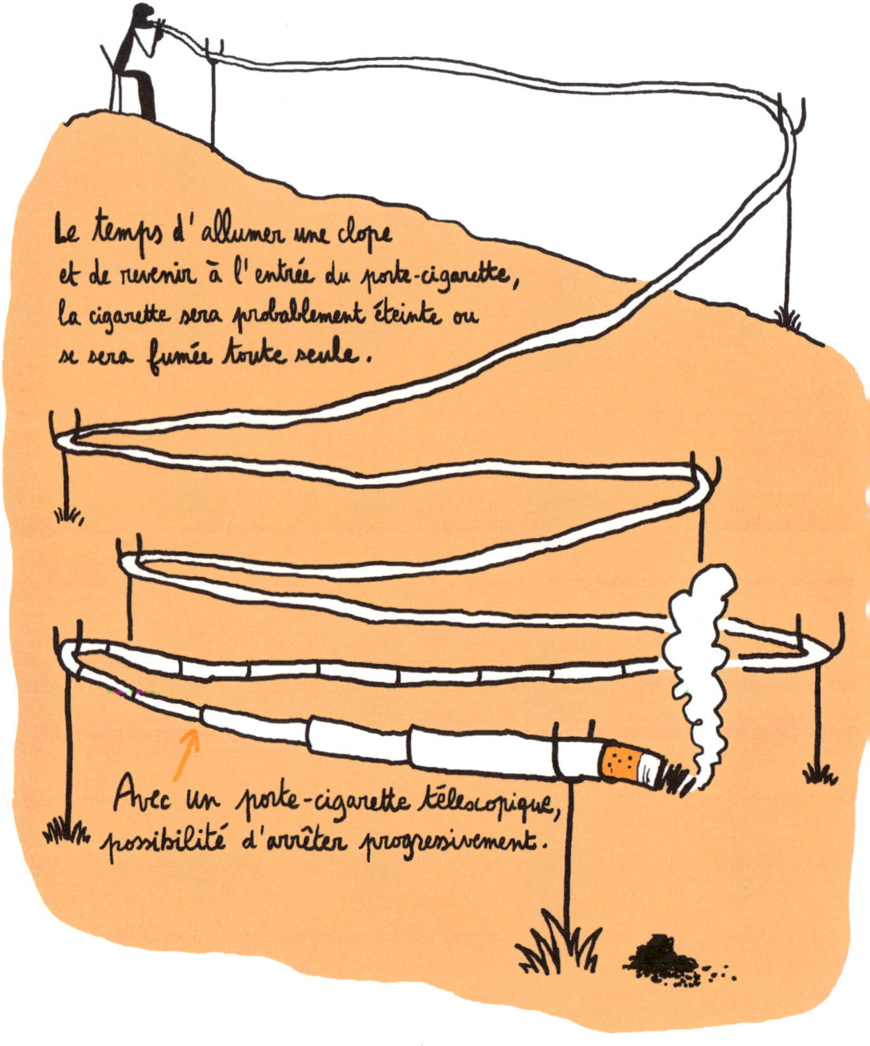
Le temps d'allumer une clope
et de revenir à l'entrée du porte-cigarette,
la cigarette sera probablement éteinte ou
se sera fumée toute seule.
Avec un porte-cigarette télescopique,
possibilité d'arrêter progressivement.

Le labyrinthe

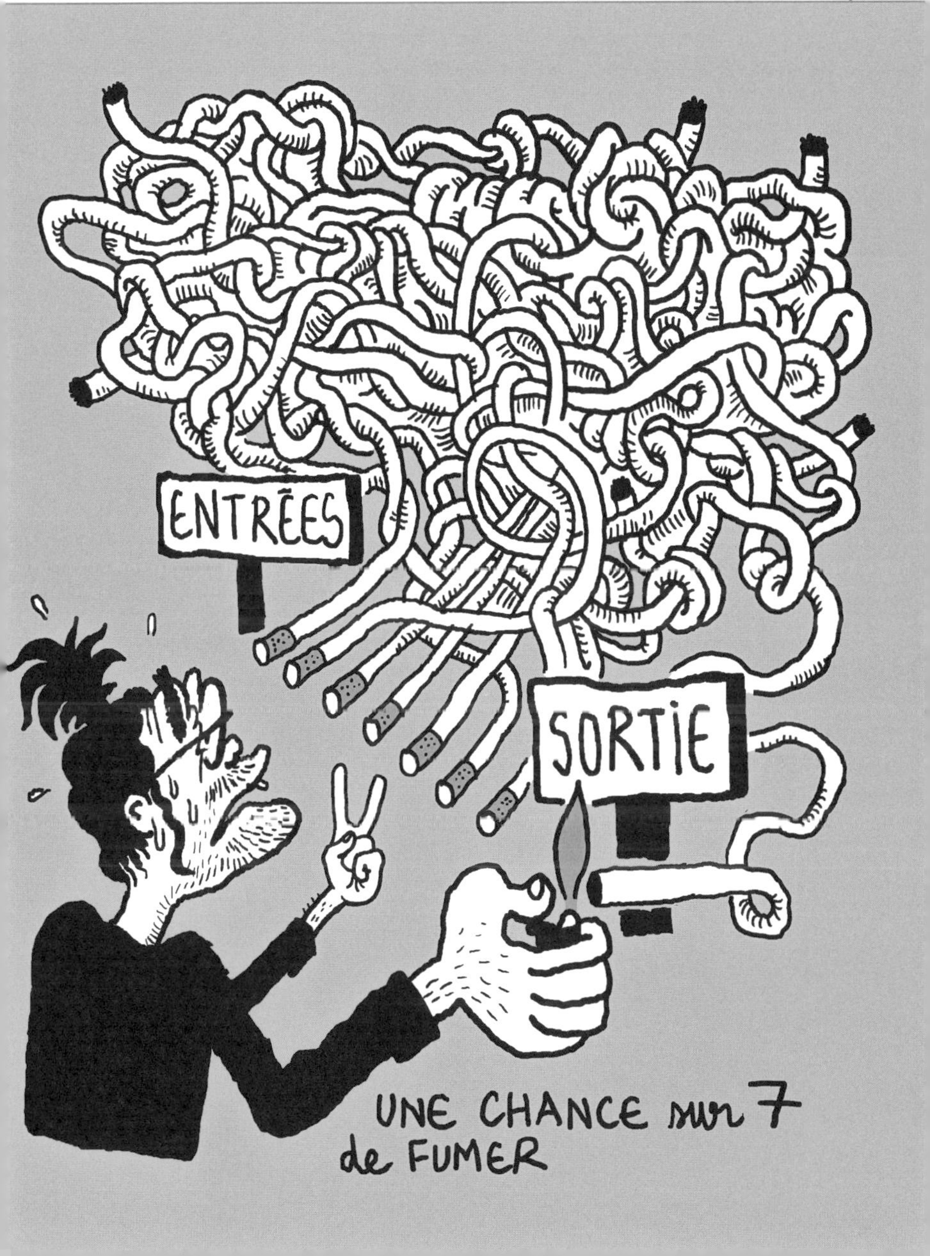

Le selfie

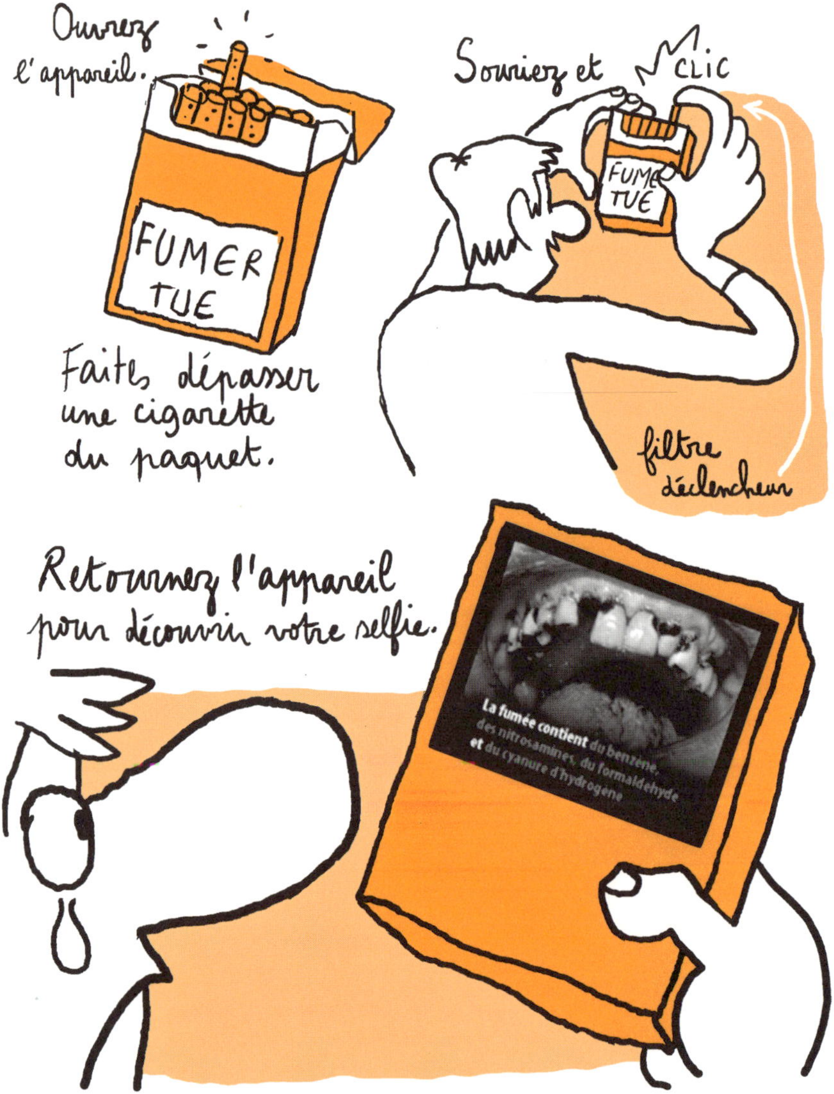
Ouvrez l'appareil.
FUMER TUE
Faites dépasser une cigarette du paquet.
Souriez et
CLIC
FUME TUE
filtre déclencheur
Retournez l'appareil pour découvrir votre selfie.
La fumée contient du benzène, des nitrosamines, du formaldéhyde et du cyanure d'hydrogène

2e PARTIE

Les méthodes qui ont fait leurs preuves

Parfois, il ne faut pas trop se prendre la tête : sur les centaines de milliers de personnes qui ont arrêté de fumer avant vous, une poignée d'entre elles n'a jamais repris. Appliquez leurs méthodes !

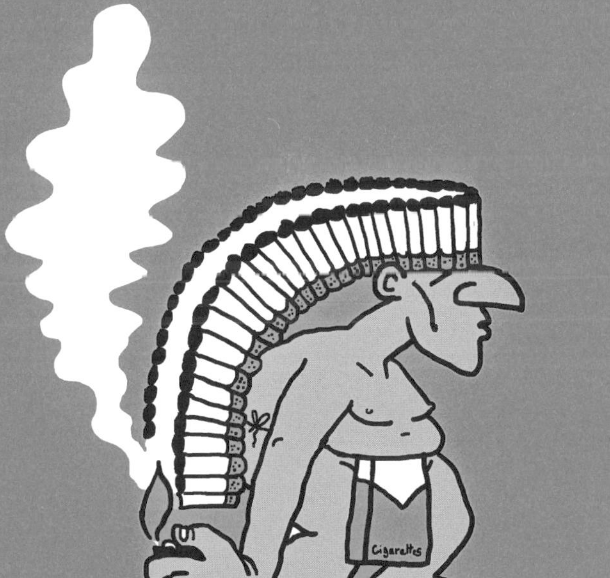

Arrêtez petit à petit

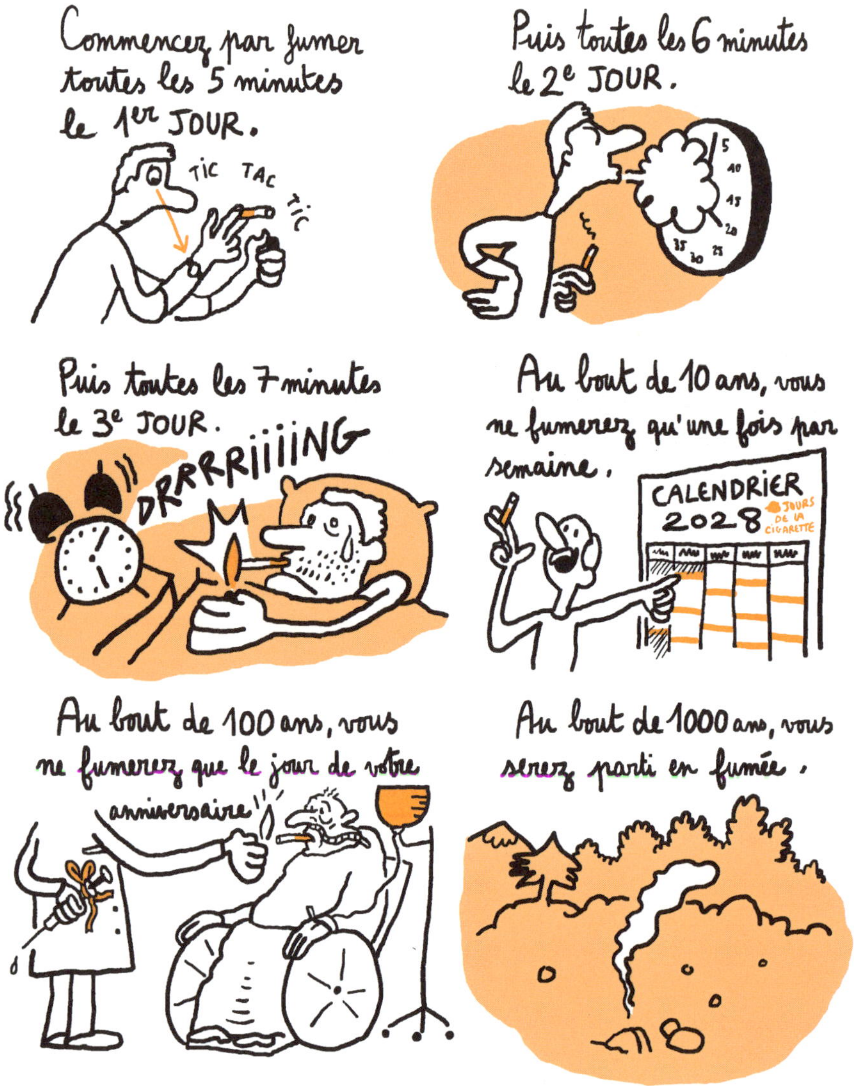
Commencez par fumer toutes les 5 minutes le 1er JOUR.
TIC TAC TIC
Puis toutes les 6 minutes le 2e JOUR.
5
10
15
20
25
30
35
Puis toutes les 7 minutes le 3e JOUR.
DRRRRIIIIING
Au bout de 10 ans, vous ne fumerez qu'une fois par semaine.
CALENDRIER 2028
JOURS DE LA CIGARETTE
Au bout de 100 ans, vous ne fumerez que le jour de votre anniversaire.
Au bout de 1000 ans, vous serez parti en fumée.

Arrêtez le jour de votre anniversaire

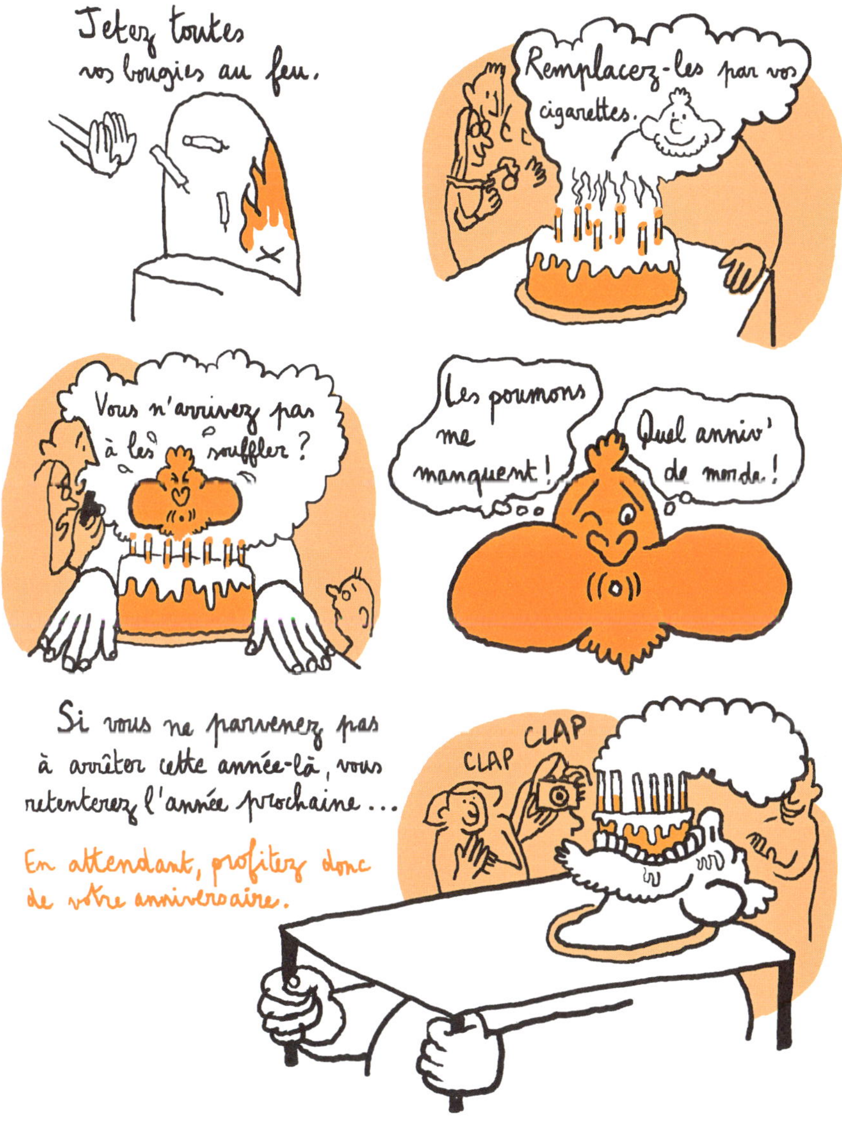
Jetez toutes vos bougies au feu.
Remplacez-les par vos cigarettes.
Vous n'arrivez pas à les souffler ?
Les poumons me manquent !
Quel anniv' de merde !
Si vous ne parvenez pas à arrêter cette année-là, vous retenterez l'année prochaine...
En attendant, profitez donc de votre anniversaire.
CLAP
CLAP

Les substituts

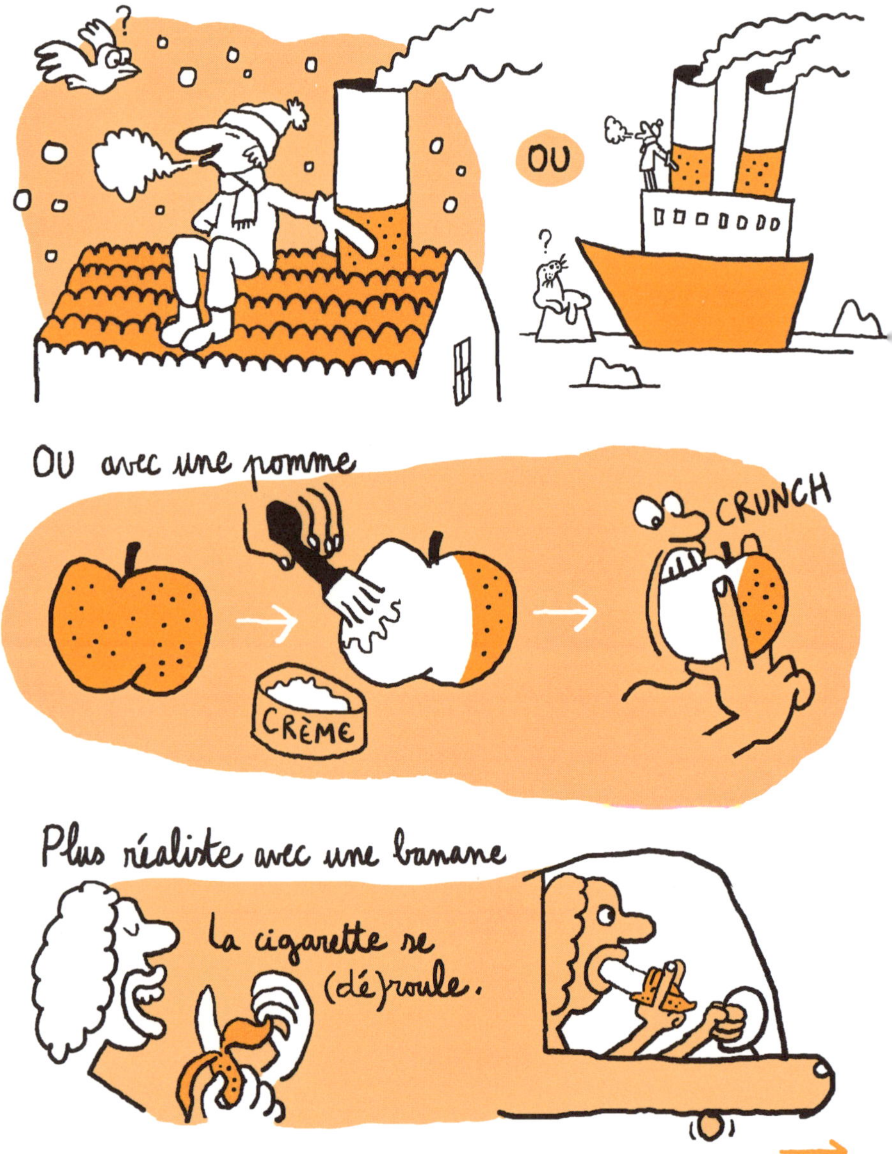

?
OU
?
OU avec une pomme
CRUNCH
CRÈME
Plus réaliste avec une banane
la cigarette se (dé)roule.

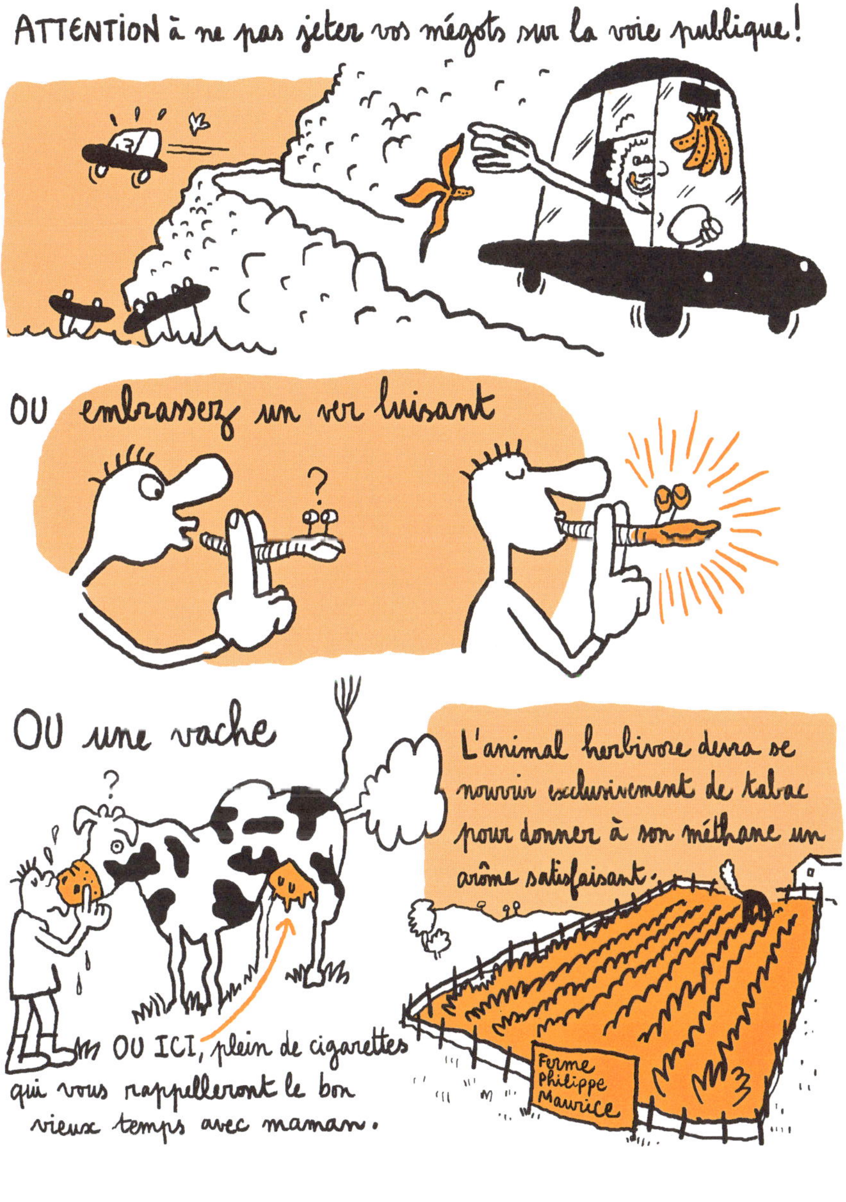
ATTENTION à ne pas jeter vos mégots sur la voie publique!
OU embrassez un ver luisant
?
OU une vache
?
L'animal herbivore devra se nourrir exclusivement de tabac pour donner à son méthane un arôme satisfaisant.
OU ICI, plein de cigarettes qui vous rappelleront le bon vieux temps avec maman.
Ferme Philippe Maurice

Changez vos habitudes

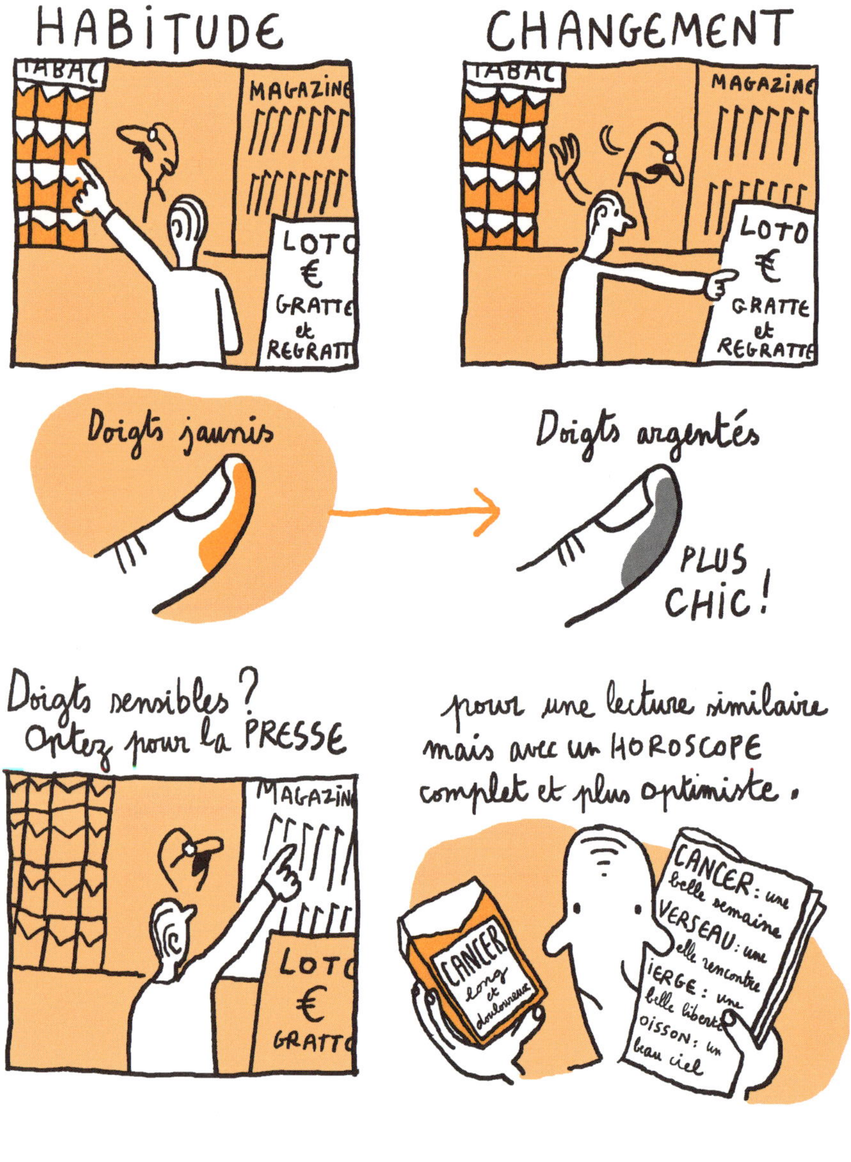
HABITUDE
TABAC
MAGAZINE
LOTO €
GRATTE et REGRATTE
CHANGEMENT
TABAC
MAGAZINE
LOTO €
GRATTE et REGRATTE
Doigts jaunis
Doigts argentés
PLUS CHIC !
Doigts sensibles ?
Optez pour la PRESSE
MAGAZINE
LOTO €
GRATTO
pour une lecture similaire mais avec un HOROSCOPE complet et plus optimiste.
CANCER long et douloureux
CANCER : une belle semaine
VERSEAU : une elle rencontre
IERGE : une belle liberté
OISSON : un beau ciel

Le vaudou

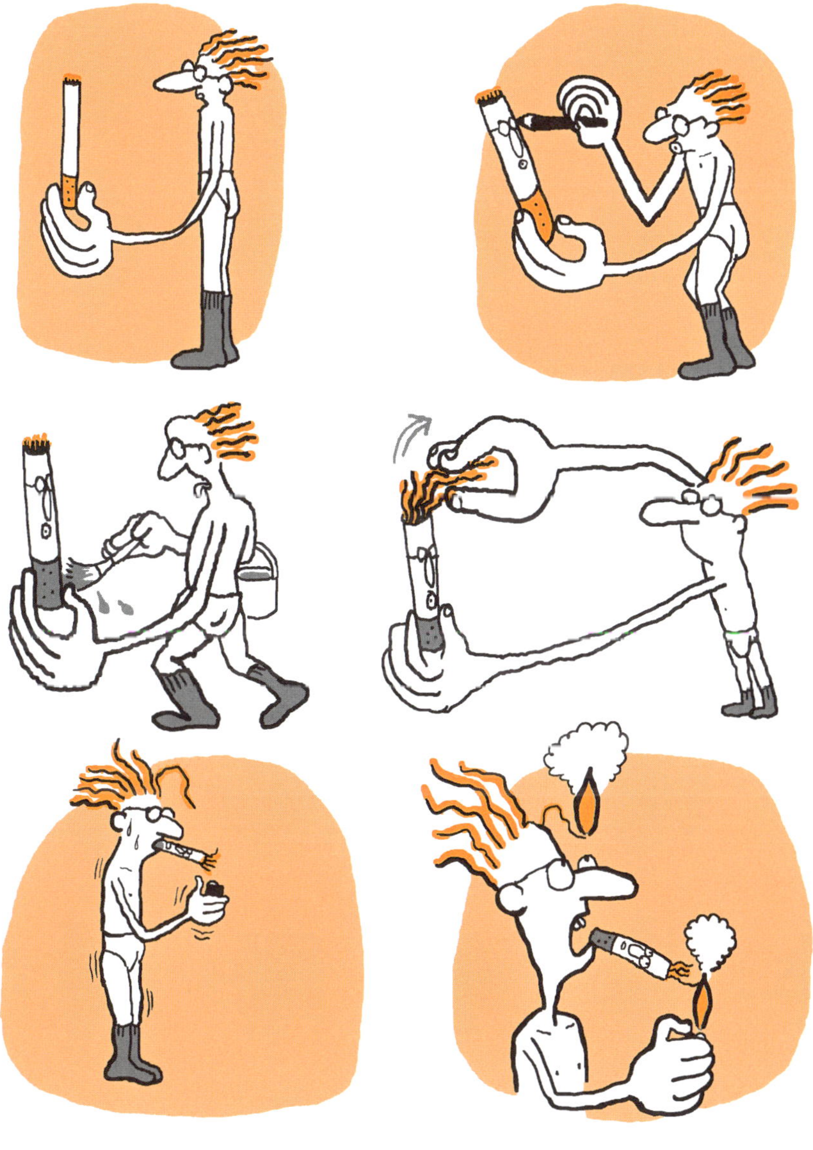

L'hypnose

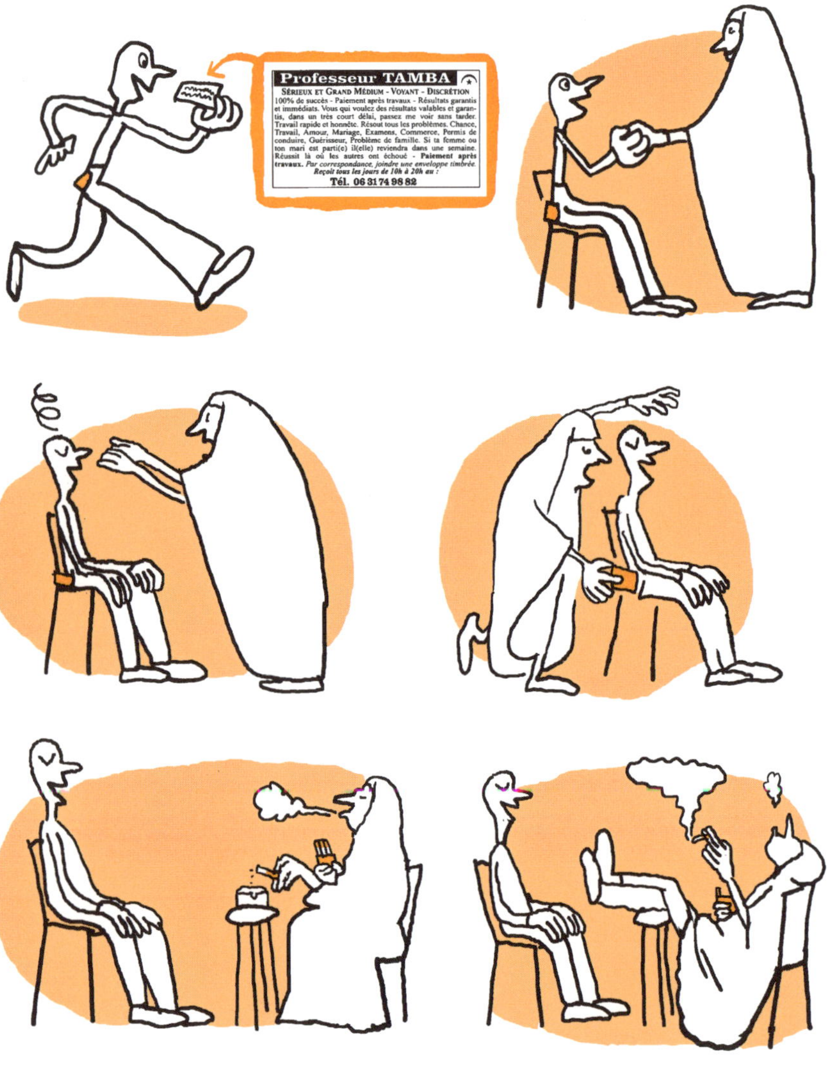
Professeur TAMBA
Sérieux et Grand Médium - Voyant - Discrétion
100% de succès - Paiement après travaux - Résultats garantis et immédiats. Vous qui voulez des résultats valables et garantis, dans un très court délai, passez me voir sans tarder. Travail rapide et honnête. Résout tous les problèmes. Chance, Travail, Amour, Mariage, Examens, Commerce, Permis de conduire, Guérisseur, Problème de famille. Si ta femme ou ton mari est parti(e) il(elle) reviendra dans une semaine. Réussit là où les autres ont échoué - Paiement après travaux. Par correspondance, joindre une enveloppe timbrée.
Reçoit tous les jours de 10h à 20h au :
Tél. 06 31 74 98 82

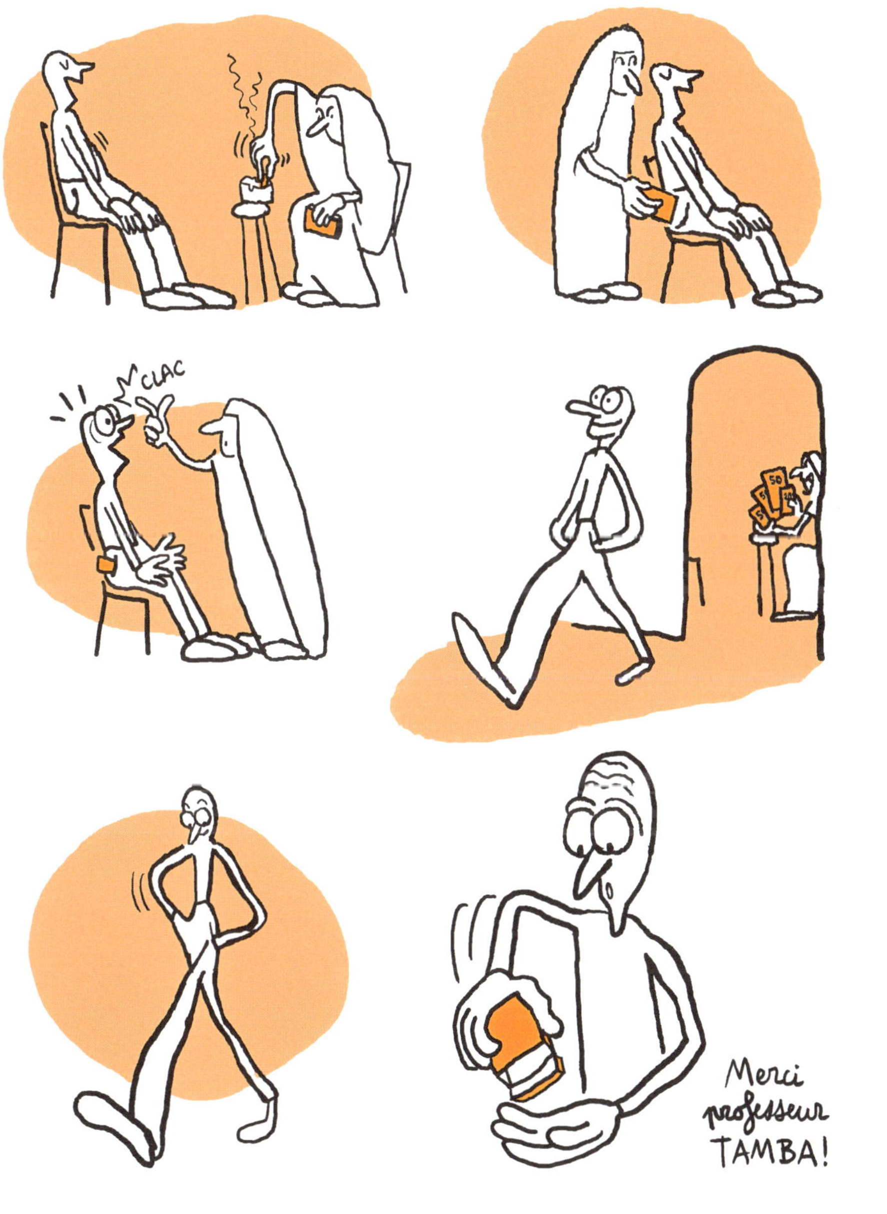
CLAC
Merci professeur TAMBA!

Le café-clope

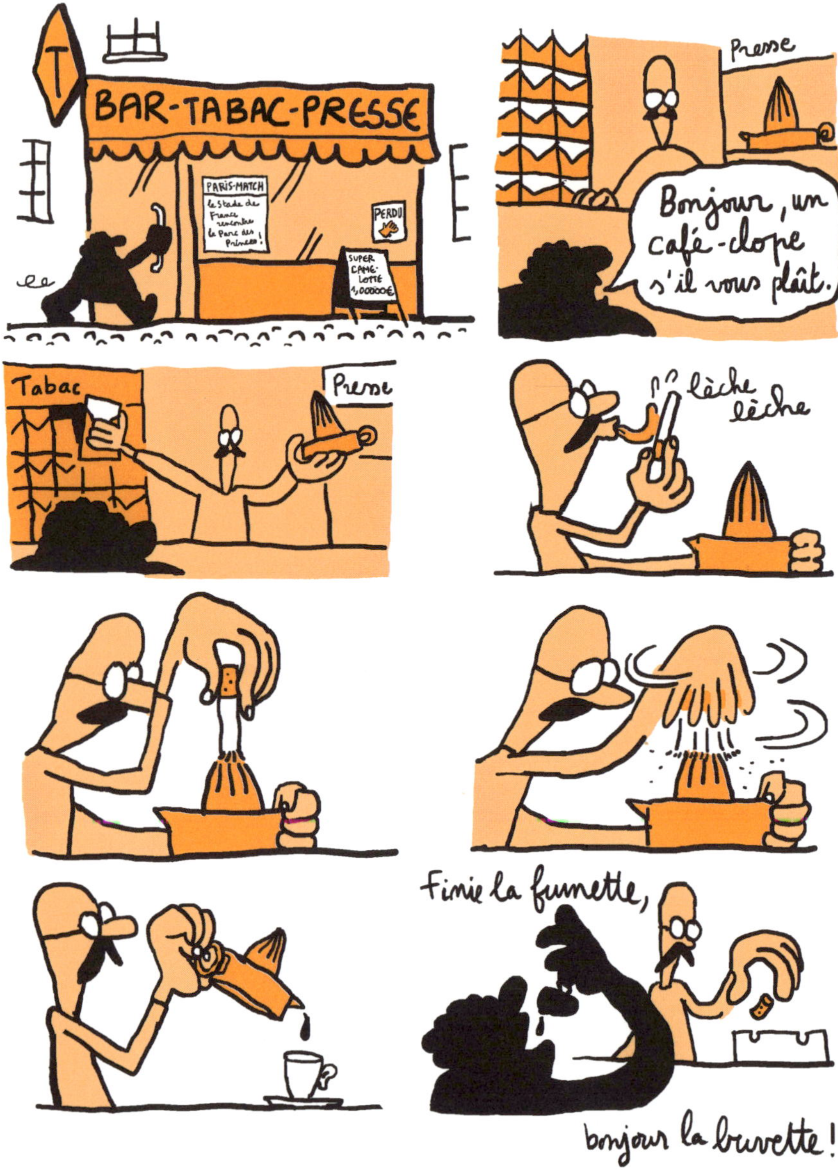
BAR-TABAC-PRESSE
PARIS-MATCH
le Stade de France rencontre le Parc des Princes !
PERDU
SUPER CAME-LOTTE
Presse
Bonjour, un café-clope s'il vous plaît.
Tabac
Presse
lèche lèche
Finie la fumette,
bonjour la buvette !

Le recyclage

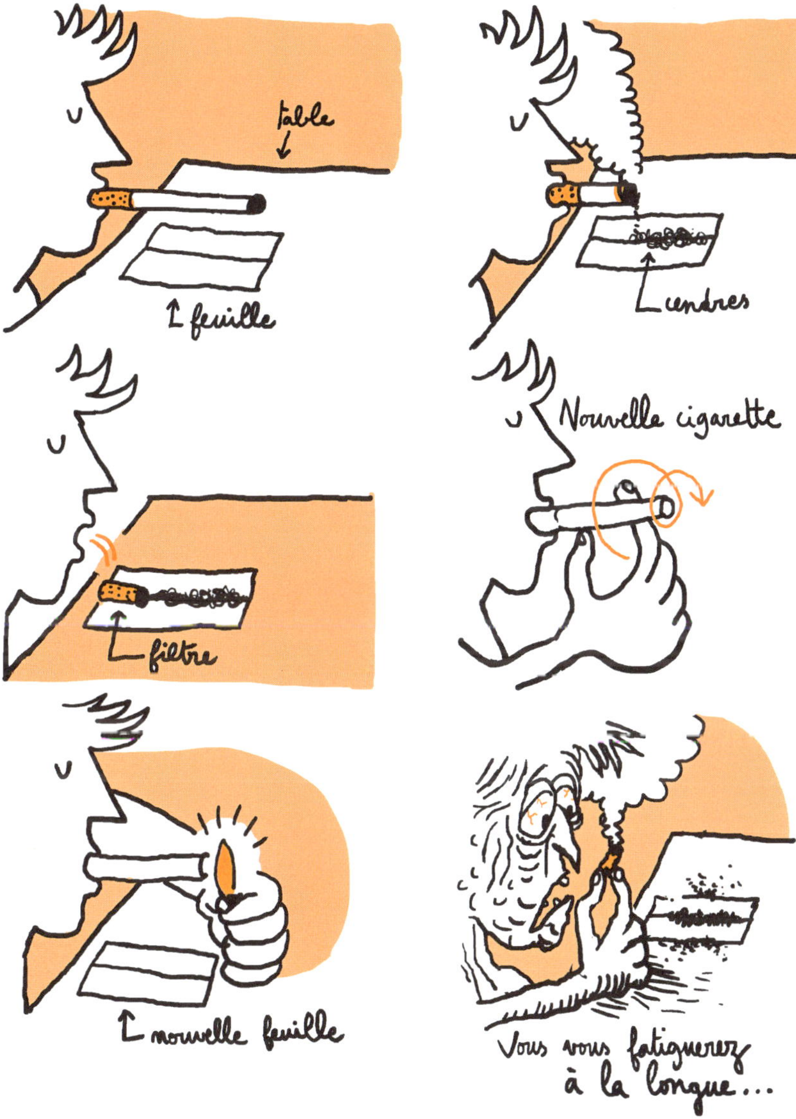

Le jeu de patience

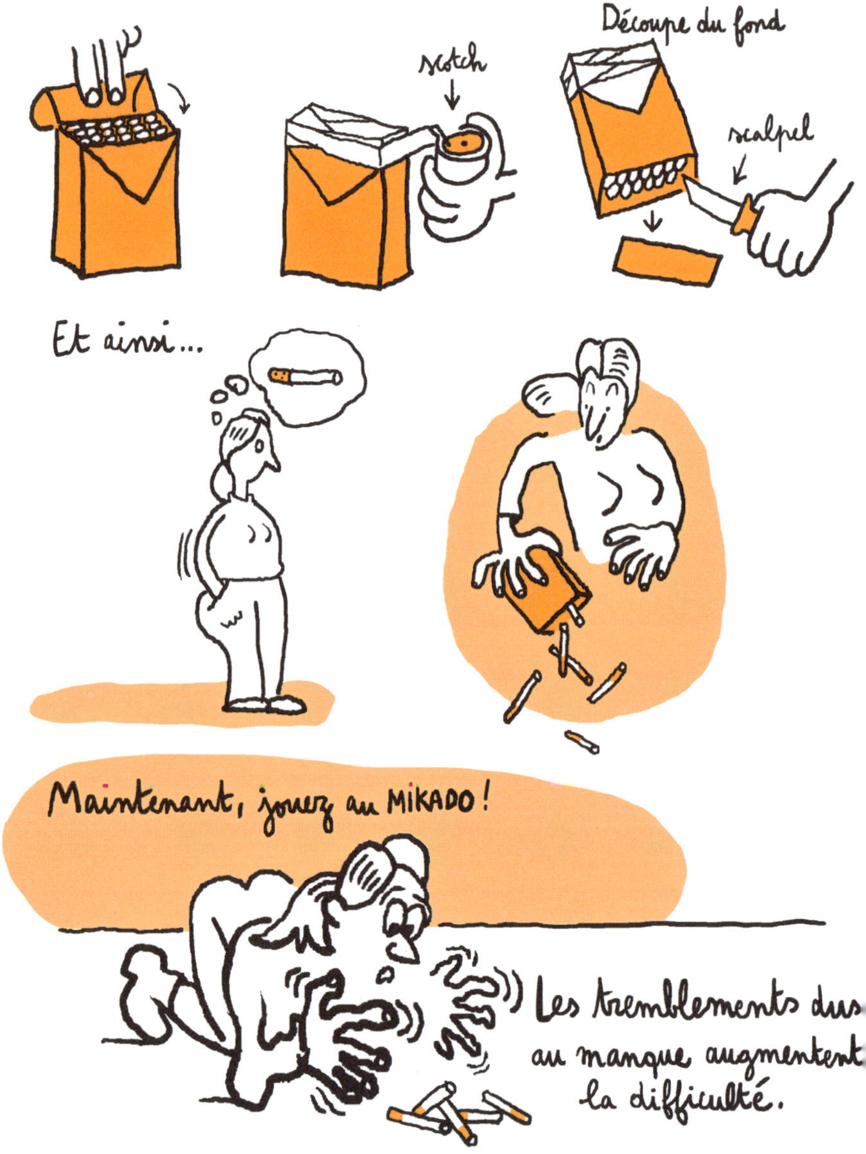
scotch
Découpe du fond
scalpel
Et ainsi...
Maintenant, jouez au MIKADO !
Les tremblements dus au manque augmentent la difficulté.

Aller à la pêche

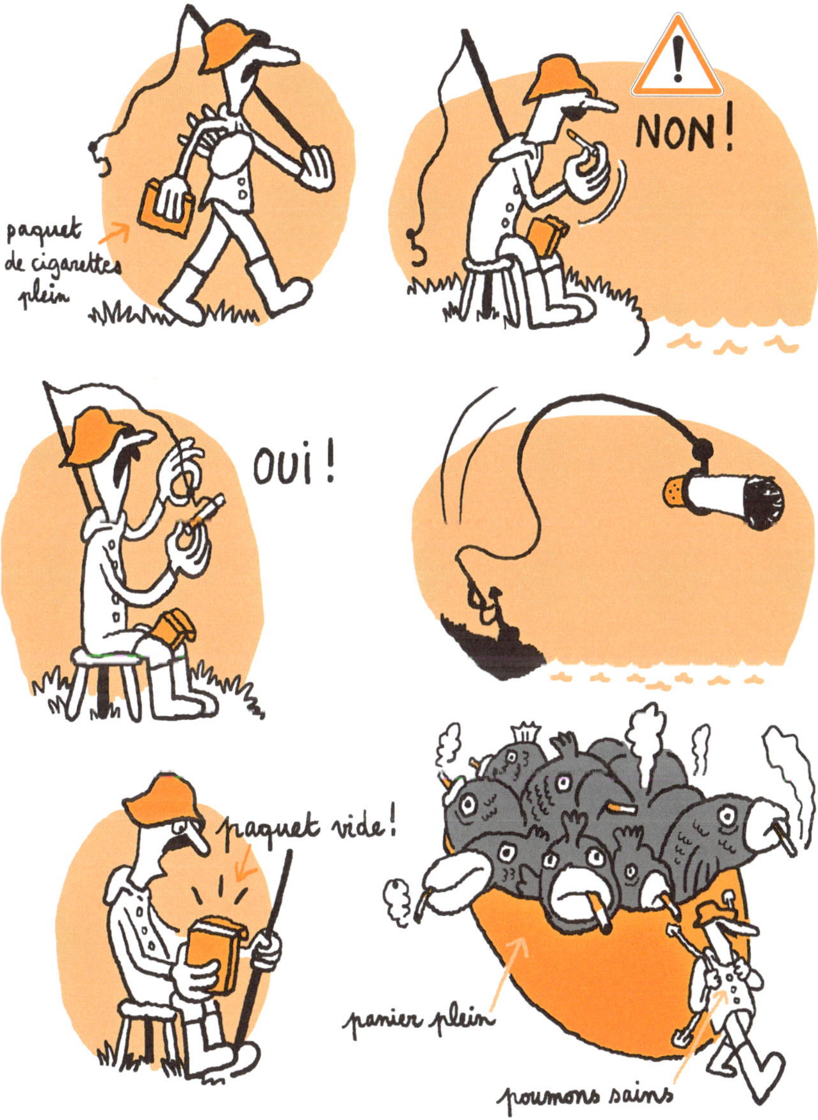

Les vacances à la mer

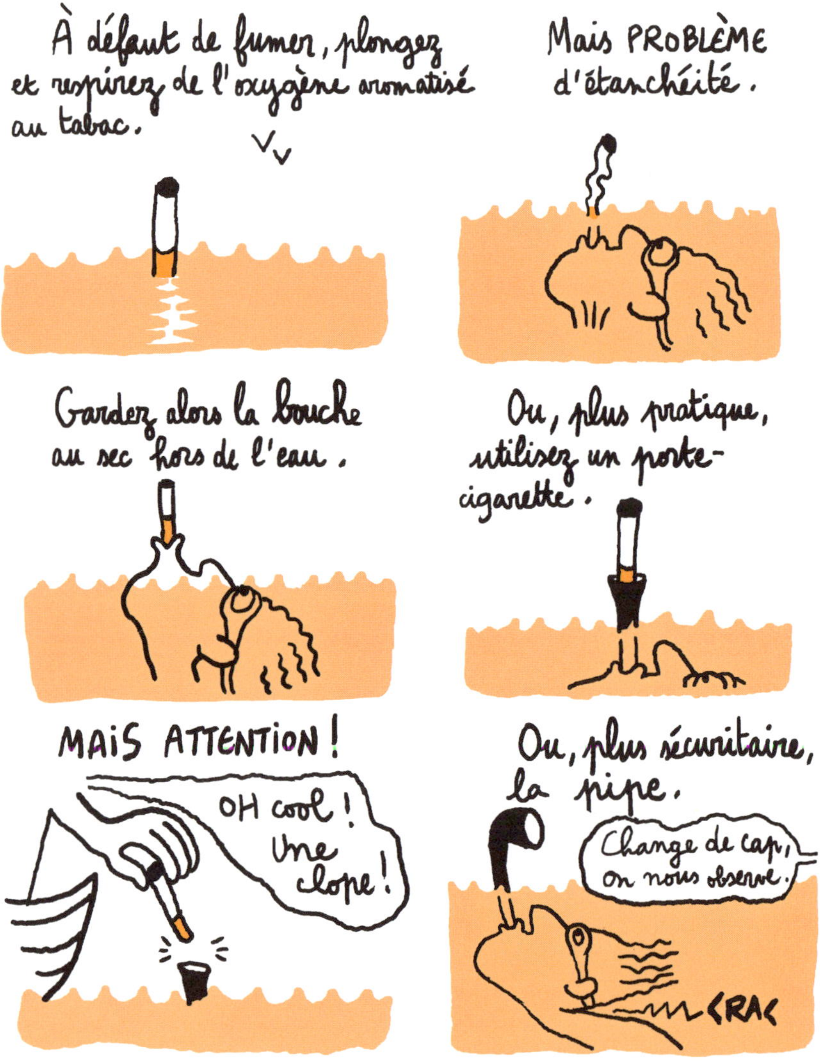
À défaut de fumer, plongez et respirez de l'oxygène aromatisé au tabac.
Mais PROBLÈME d'étanchéité.
Gardez alors la bouche au sec hors de l'eau.
Ou, plus pratique, utilisez un porte-cigarette.
MAIS ATTENTION !
OH cool ! Une clope !
Ou, plus sécuritaire, la pipe.
Change de cap, on nous observe.
CRAC

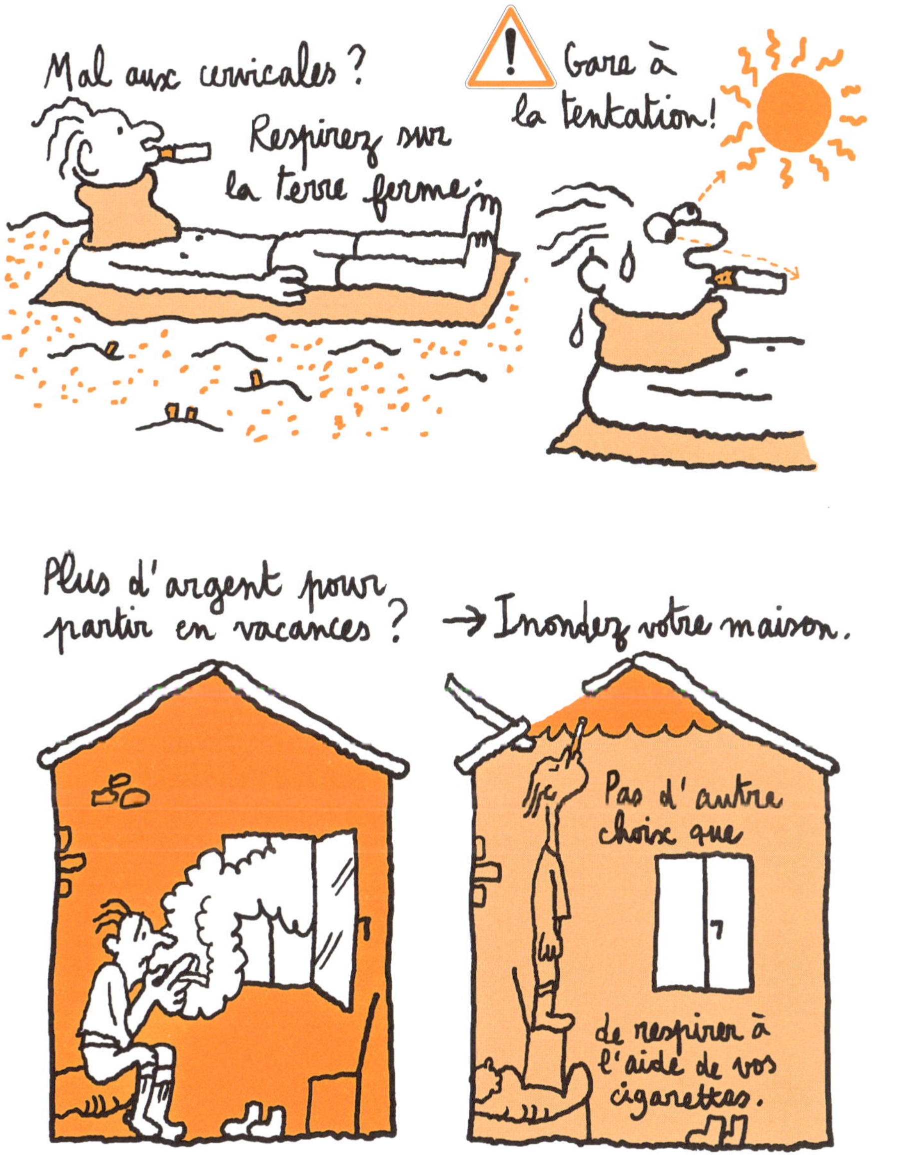
Mal aux cervicales ?
Respirez sur la terre ferme.
Gare à la tentation !
Plus d'argent pour partir en vacances ?
→ Inondez votre maison.
Pas d'autre choix que
de respirer à l'aide de vos cigarettes.

La méthode des contraires

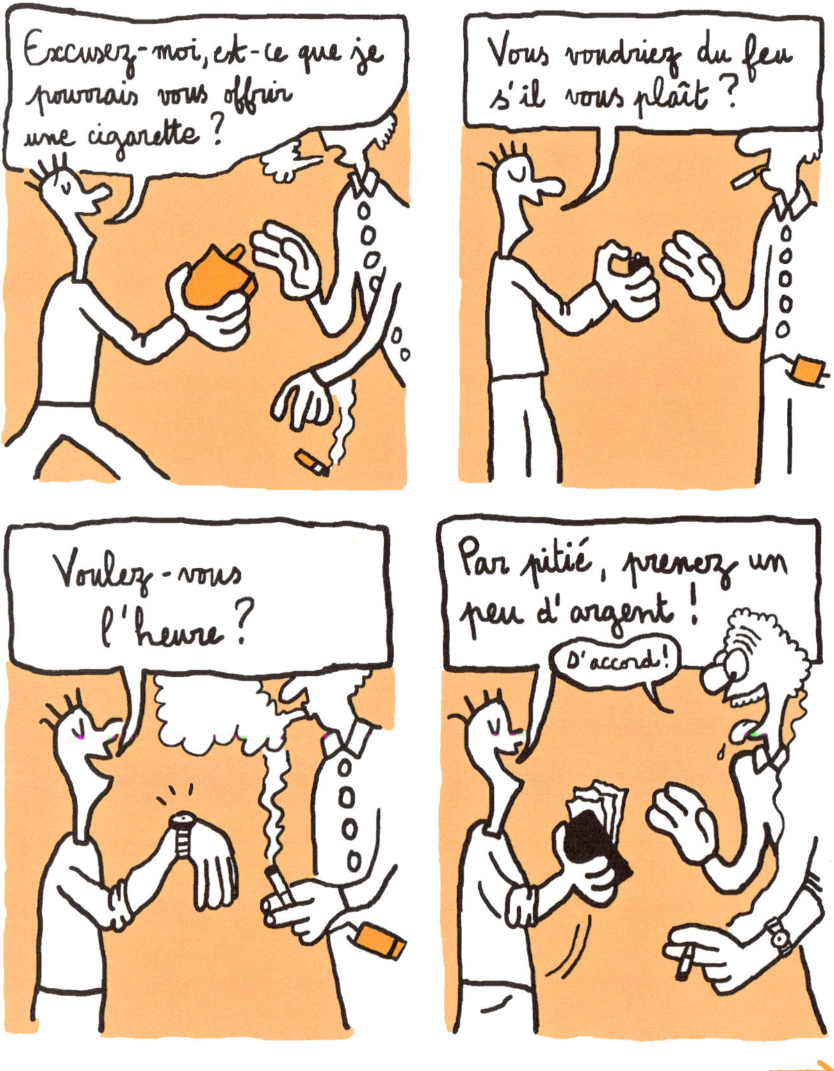
Excusez-moi, est-ce que je pourrais vous offrir une cigarette ?
Vous voudriez du feu s'il vous plaît ?
Voulez-vous l'heure ?
Par pitié, prenez un peu d'argent !
D'accord !

→

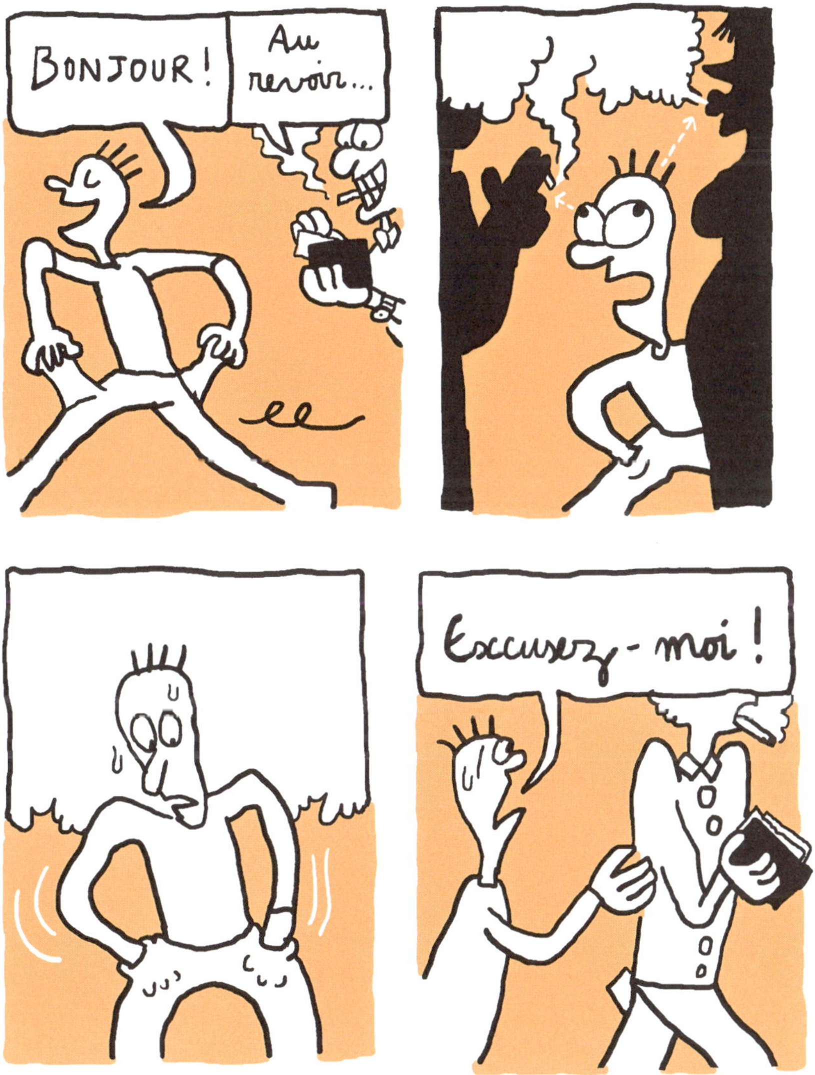
BONJOUR !
Au revoir...
Excusez-moi !

Arrêter de travailler

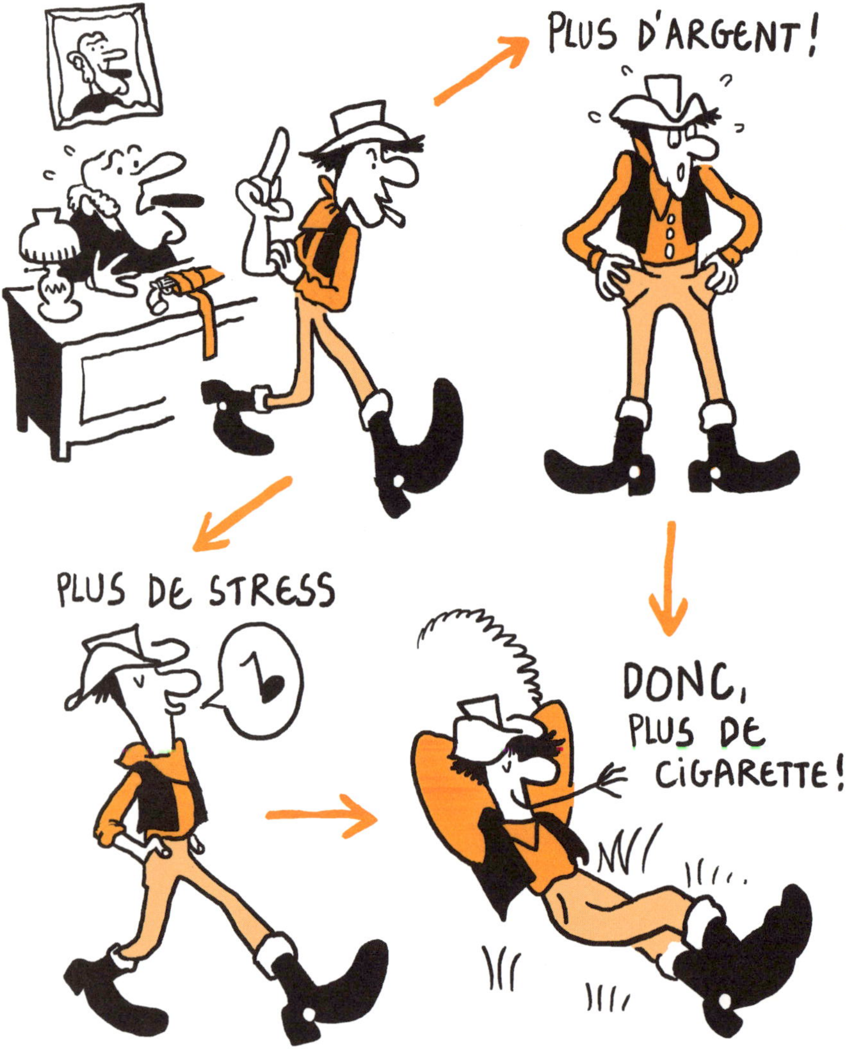

3e PARTIE

Compenser les gestes

C'est bien connu : on est dépendant du tabac, mais par-dessus tout des gestes associés à sa consommation. Pour compenser l'envie de sortir une cigarette, d'en taxer, d'en acheter, de la rouler, de l'allumer, d'avoir quelque chose dans la bouche, de recracher la fumée ou de l'écraser dans un cendrier, rien de mieux que de trouver des activités de substitution.

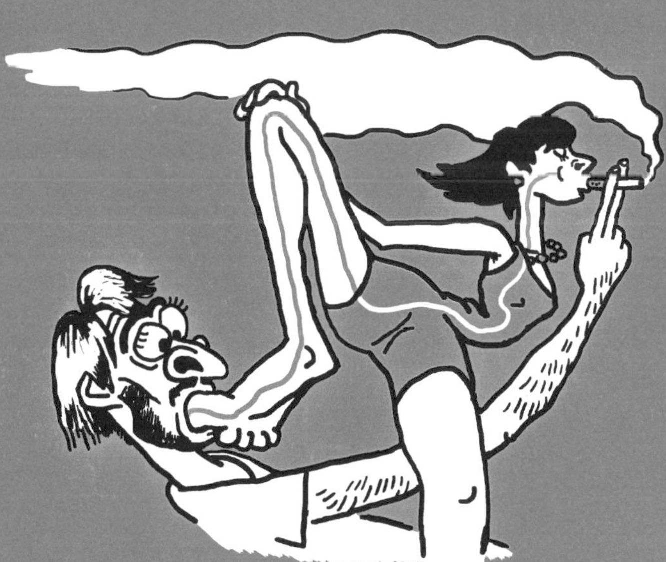

Le chat dans la gorge

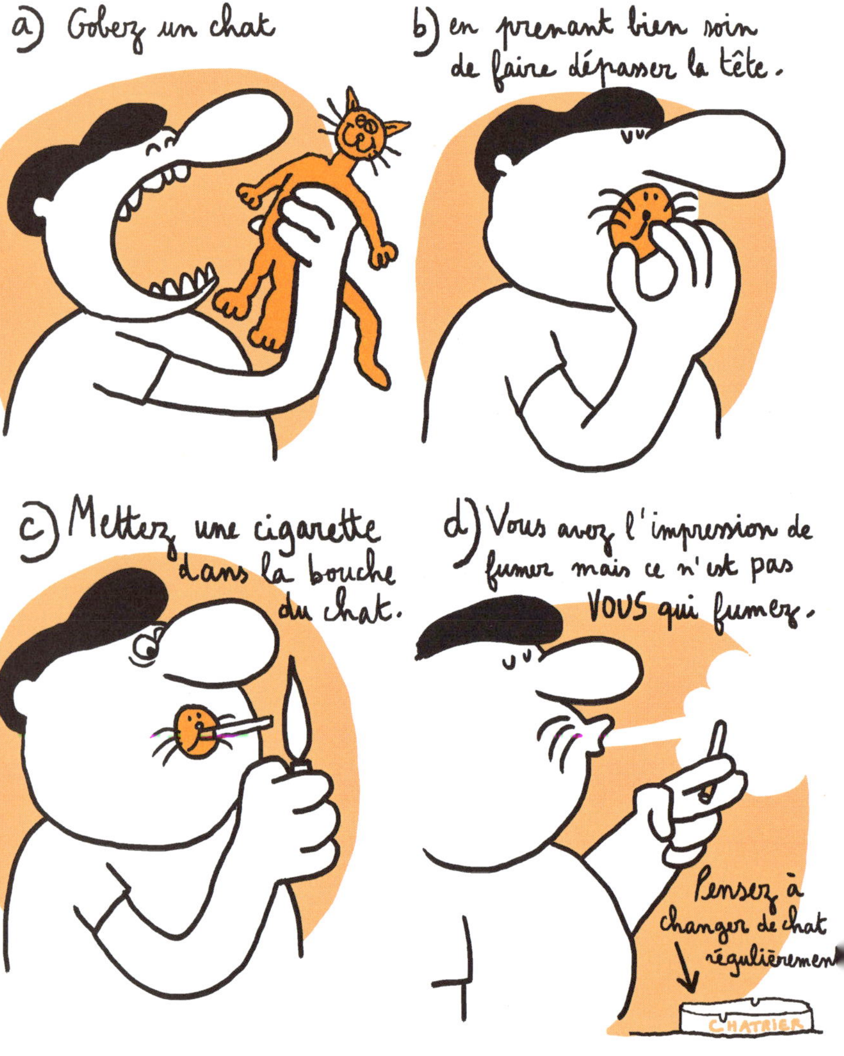
a) Gobez un chat
b) en prenant bien soin de faire dépasser la tête.
c) Mettez une cigarette dans la bouche du chat.
d) Vous avez l'impression de fumer mais ce n'est pas VOUS qui fumez.
Pensez à changer de chat régulièrement
CHATRIER

La cheminée

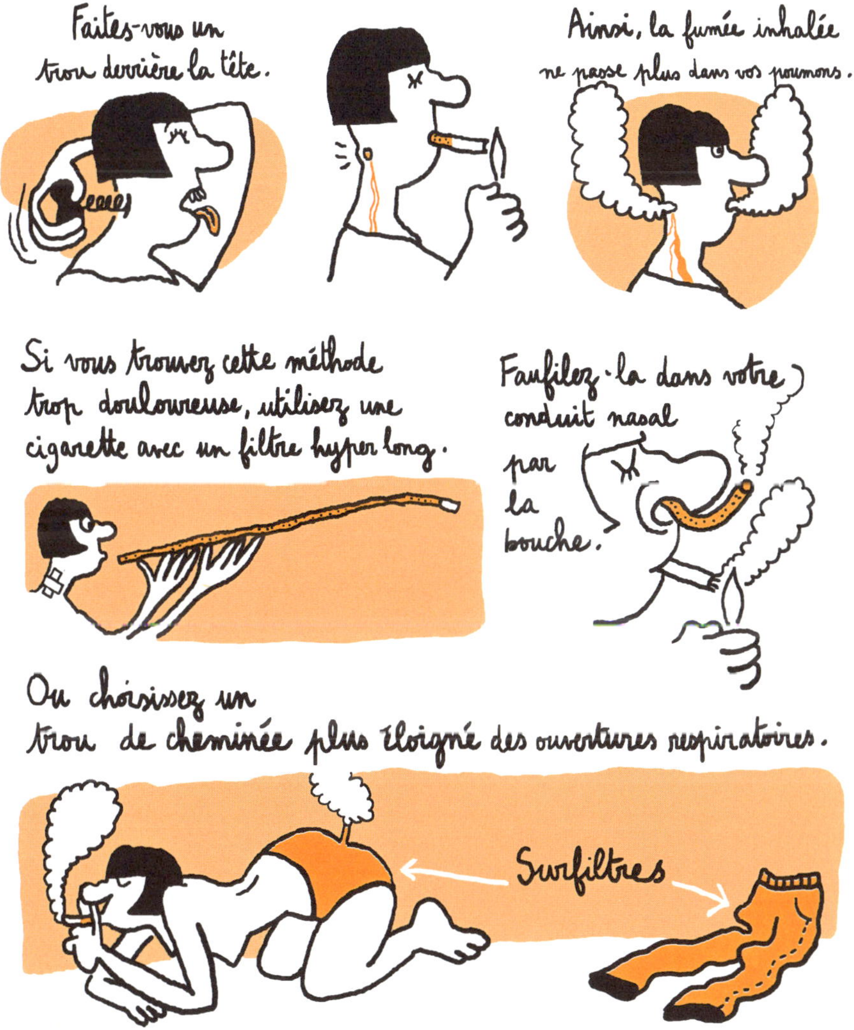
Faites-vous un trou derrière la tête.
Ainsi, la fumée inhalée ne passe plus dans vos poumons.
Si vous trouvez cette méthode trop douloureuse, utilisez une cigarette avec un filtre hyper long.
Faufilez-la dans votre conduit nasal par la bouche.
Ou choisissez un trou de cheminée plus éloigné des ouvertures respiratoires.
Surfiltres

Rouge à oreille

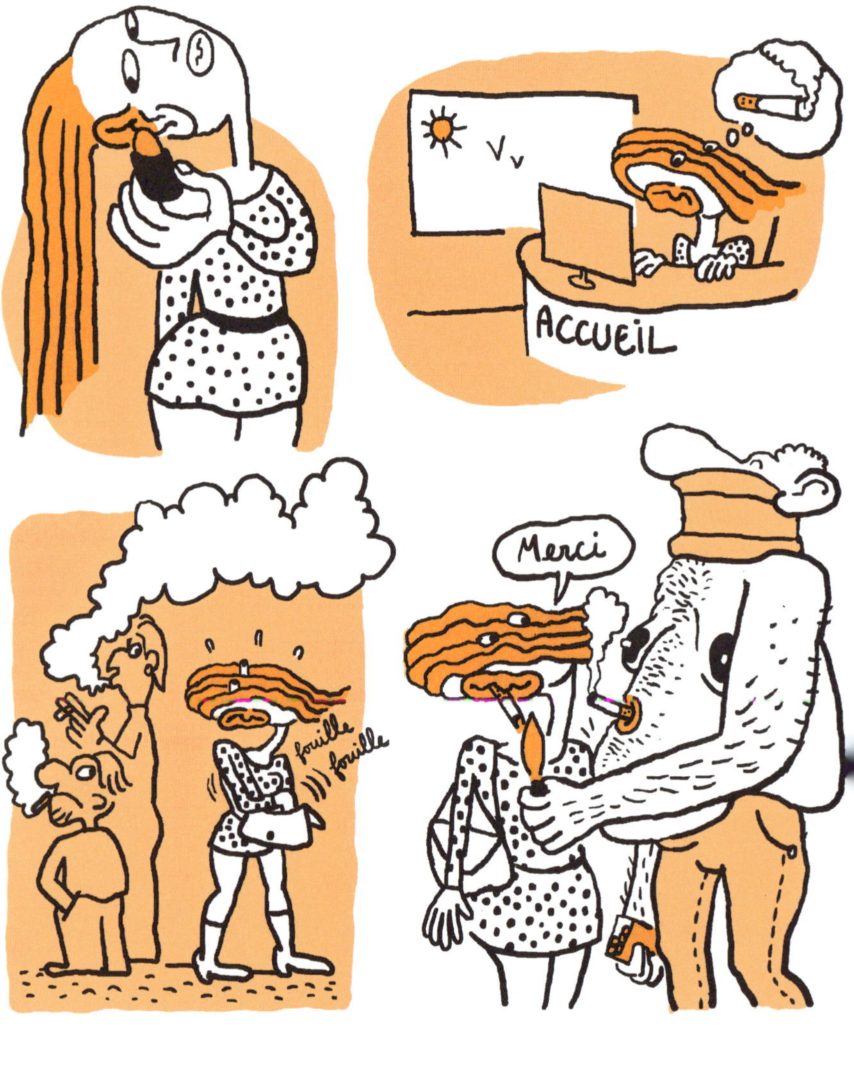

La caverne

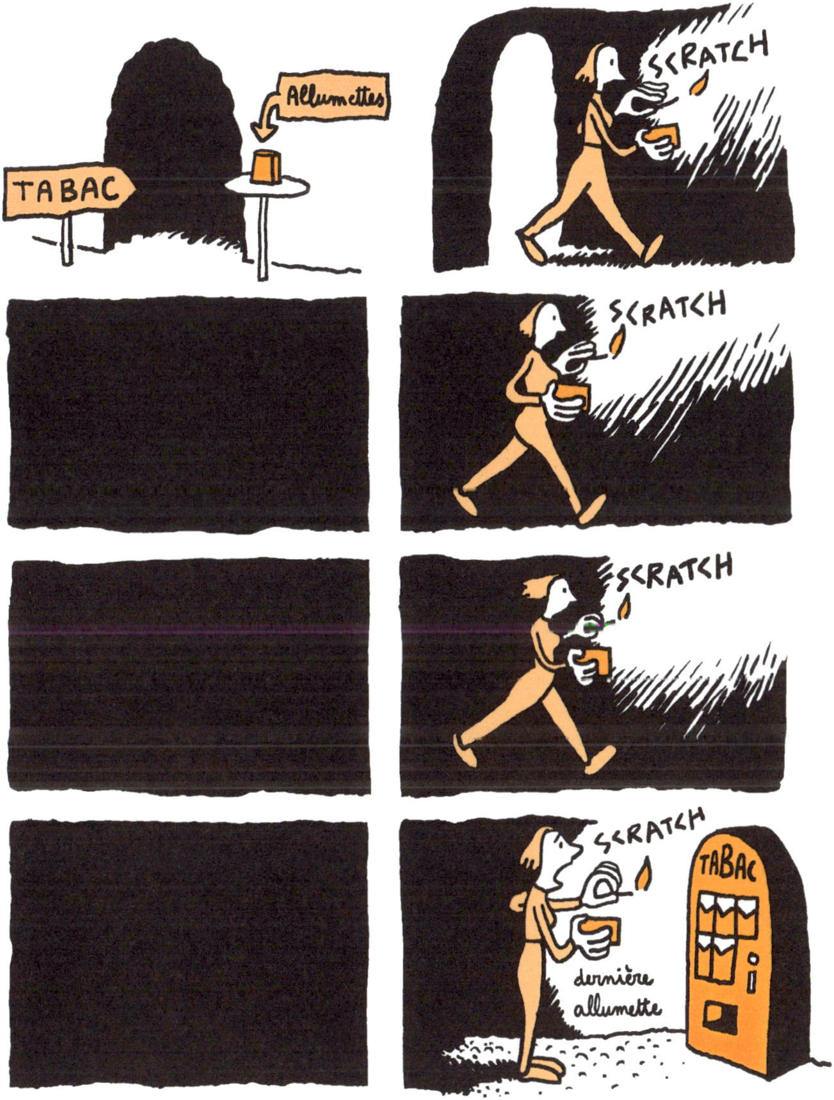
Allumettes
TABAC
SCRATCH
SCRATCH
SCRATCH
SCRATCH
TABAC
dernière allumette

Le mime

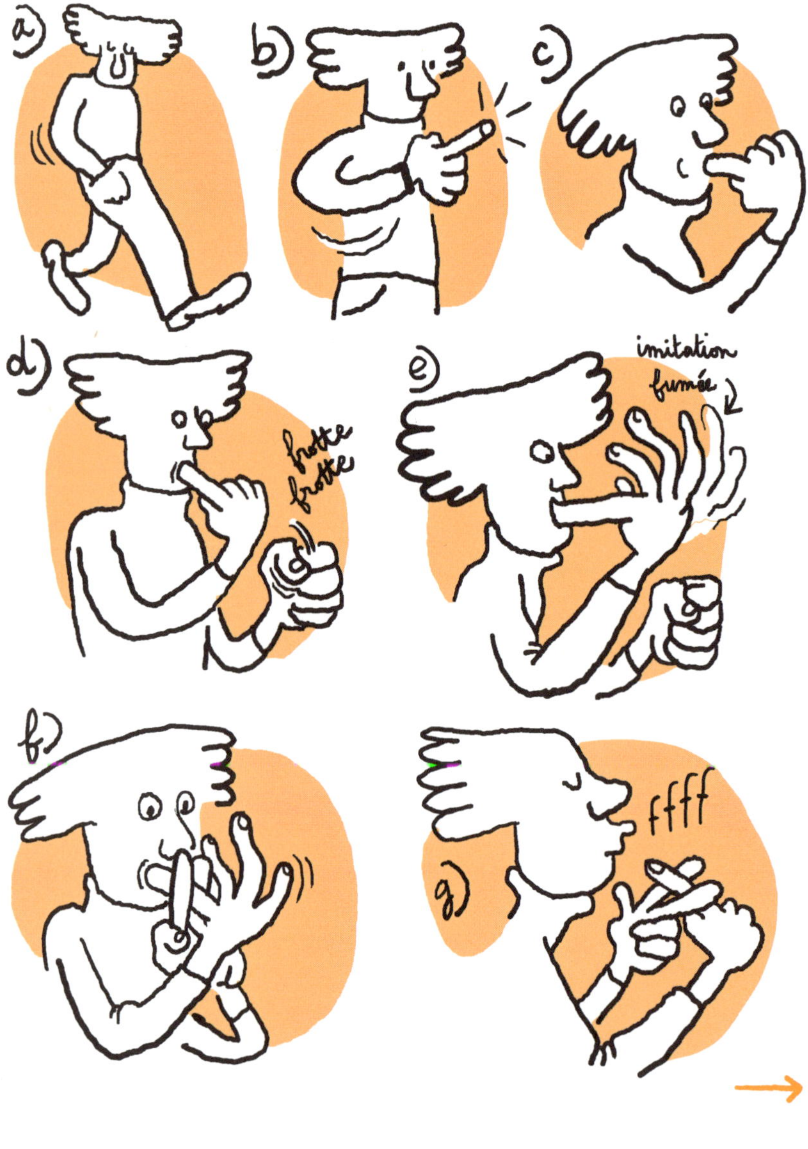

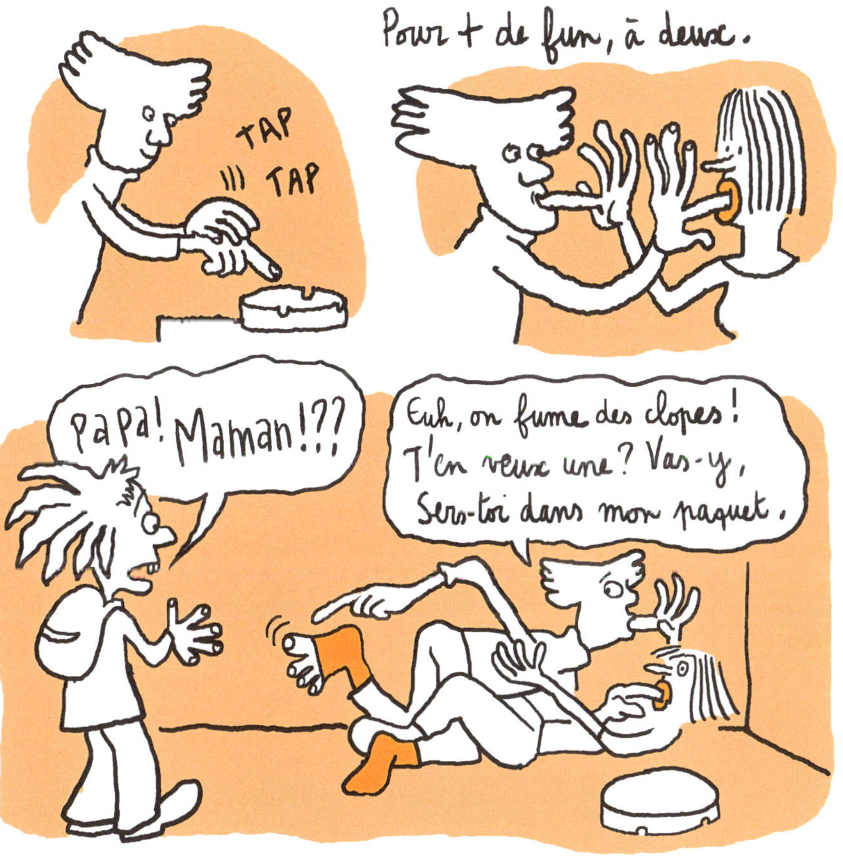
TAP
TAP
Pour + de fun, à deux.
Papa! Maman!??
Euh, on fume des clopes! T'en veux une? Vas-y, Sers-toi dans mon paquet.

La moufle

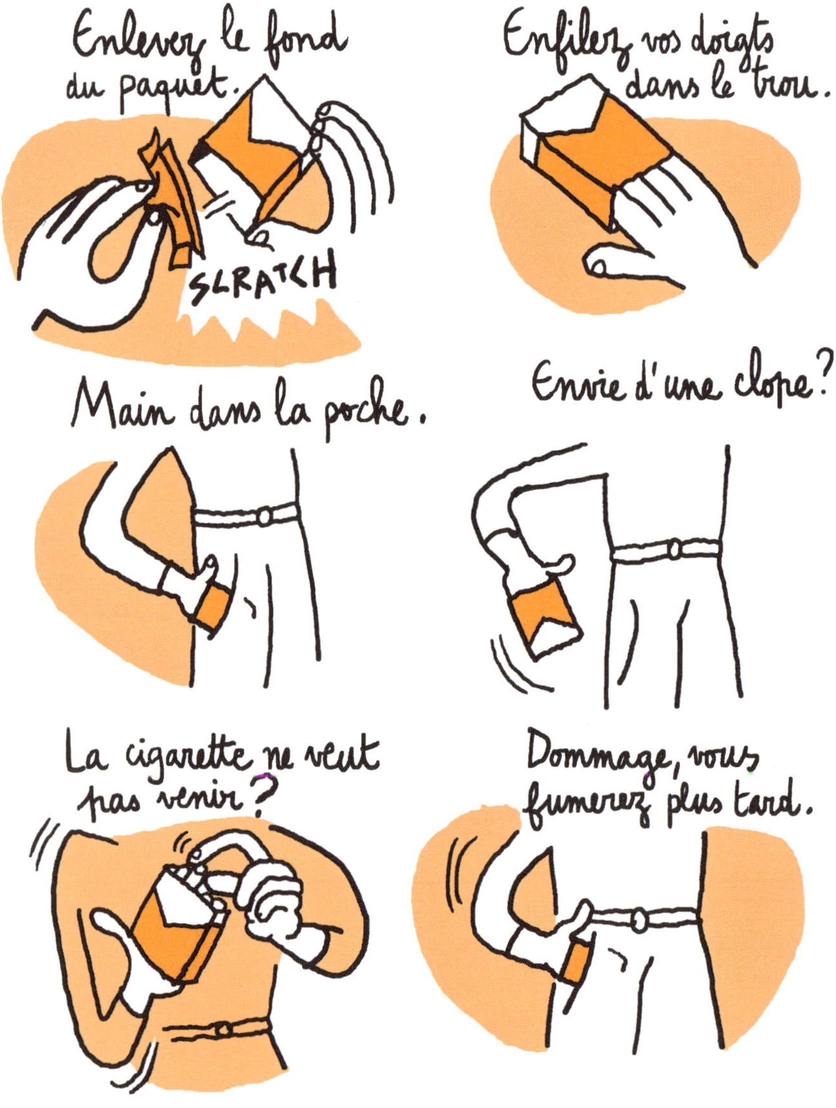
Enlevez le fond du paquet.
SCRATCH
Enfilez vos doigts dans le trou.
Main dans la poche.
Envie d'une clope ?
La cigarette ne veut pas venir ?
Dommage, vous fumerez plus tard.

Les papiers fâcheux

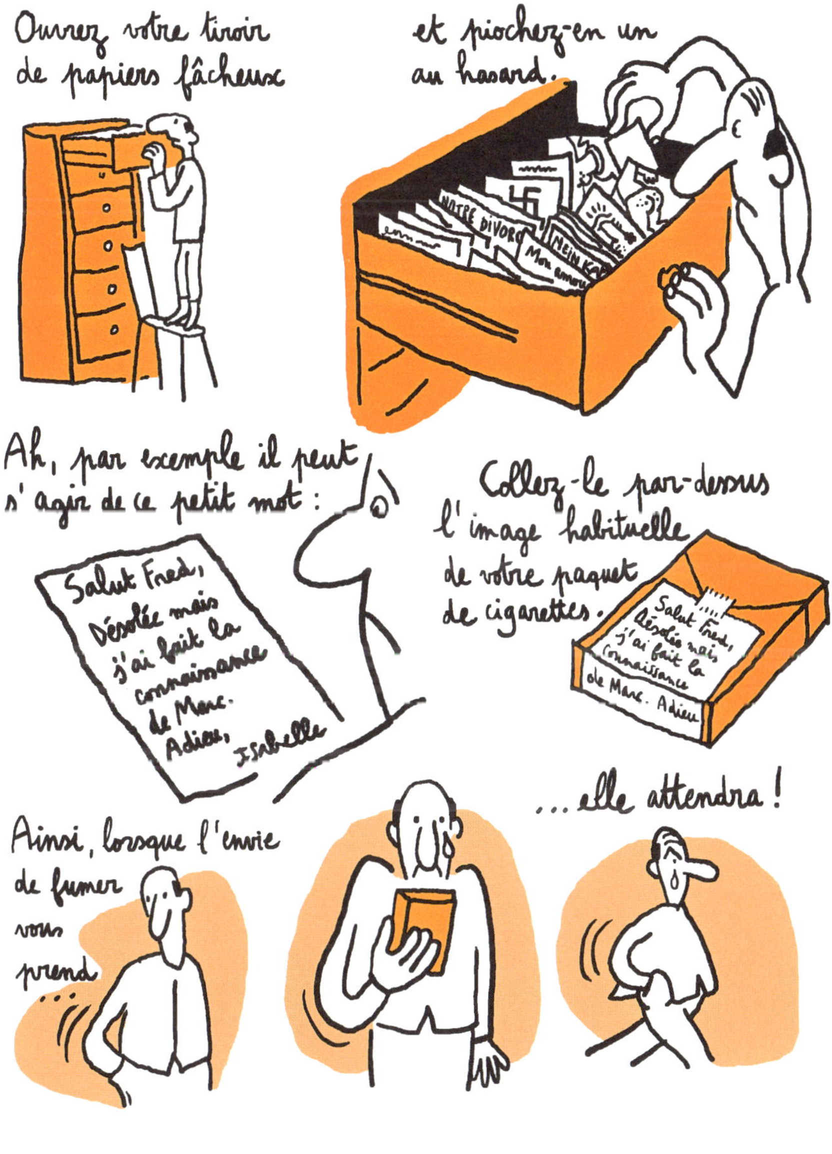
Ouvrez votre tiroir de papiers fâcheux
et piochez-en un au hasard.
NOTRE DIVORCE
NEIN KA
Mon amour
Ah, par exemple il peut s'agir de ce petit mot :
Salut Fred, Désolée mais j'ai fait la connaissance de Marc. Adieu, Isabelle
Collez-le par-dessus l'image habituelle de votre paquet de cigarettes.
Salut Fred, Désolée mais j'ai fait la connaissance de Marc. Adieu
Ainsi, lorsque l'envie de fumer vous prend...
...elle attendra !

Les dominos

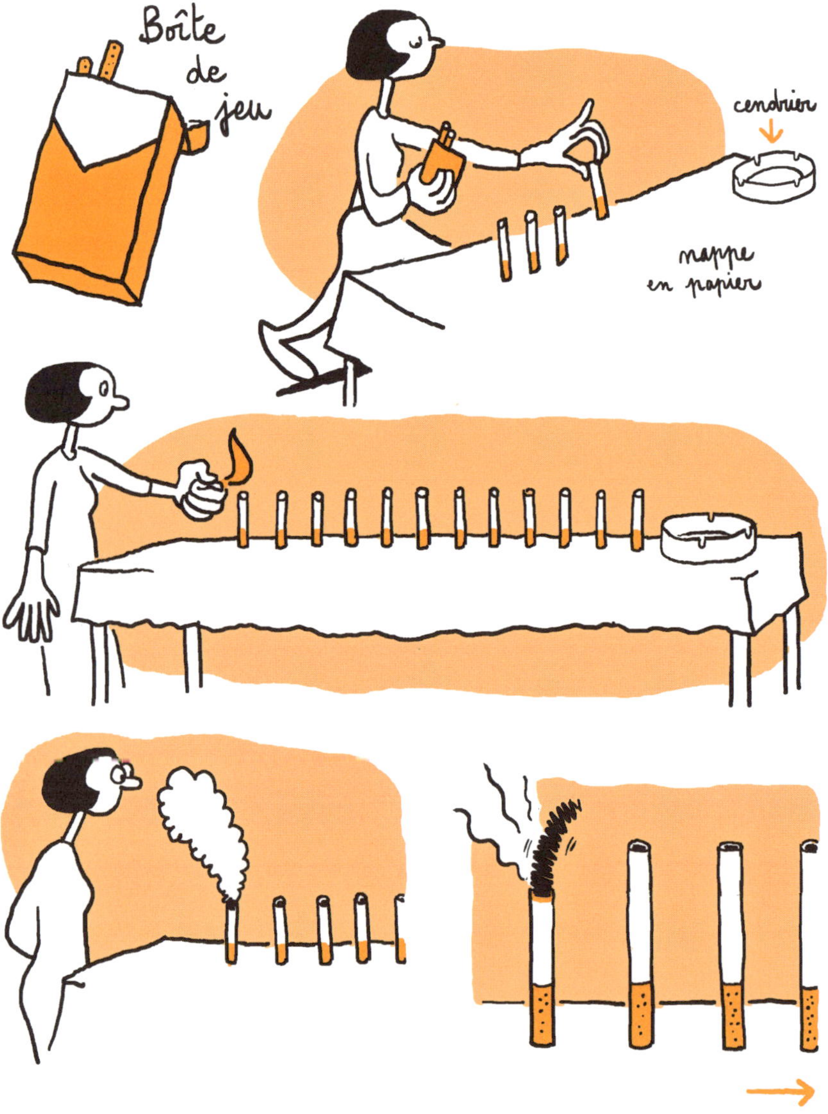

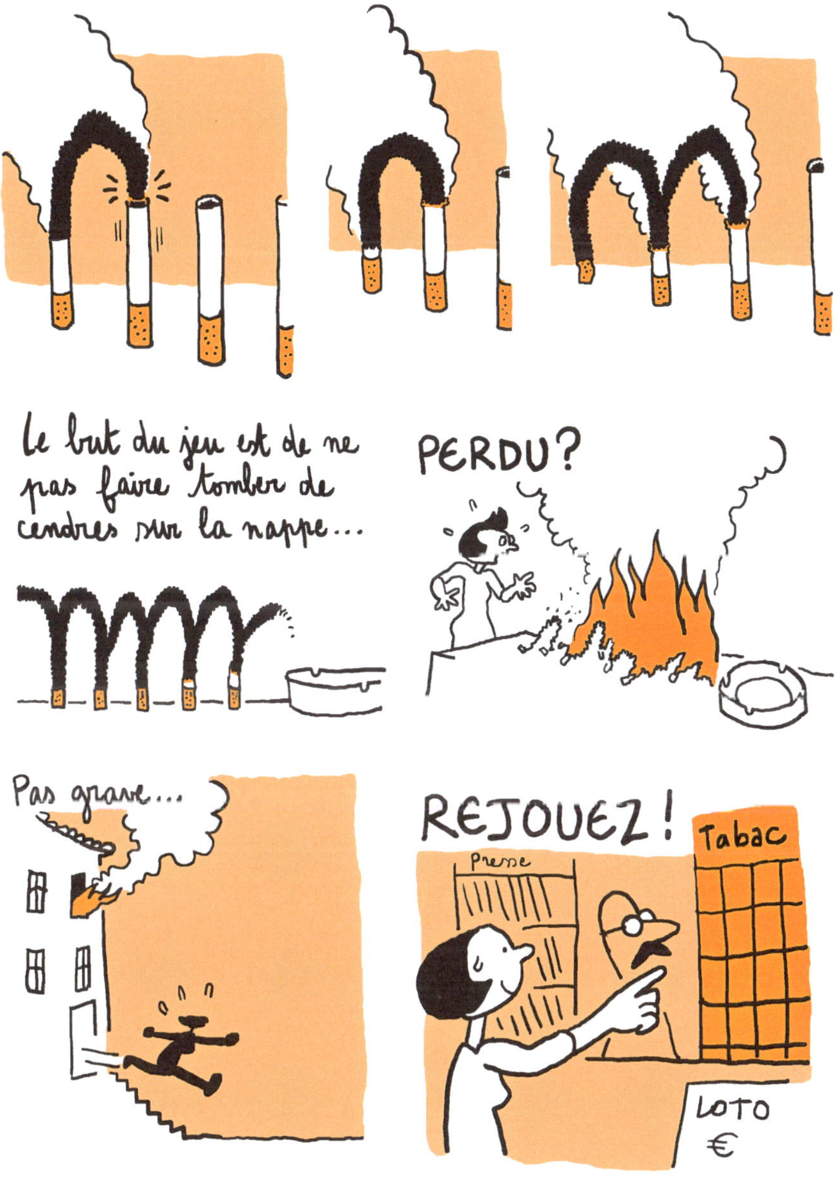
Le but du jeu est de ne pas faire tomber de cendres sur la nappe…
PERDU ?
Pas grave…
REJOUEZ !
Tabac
Presse
LOTO
€

Le château

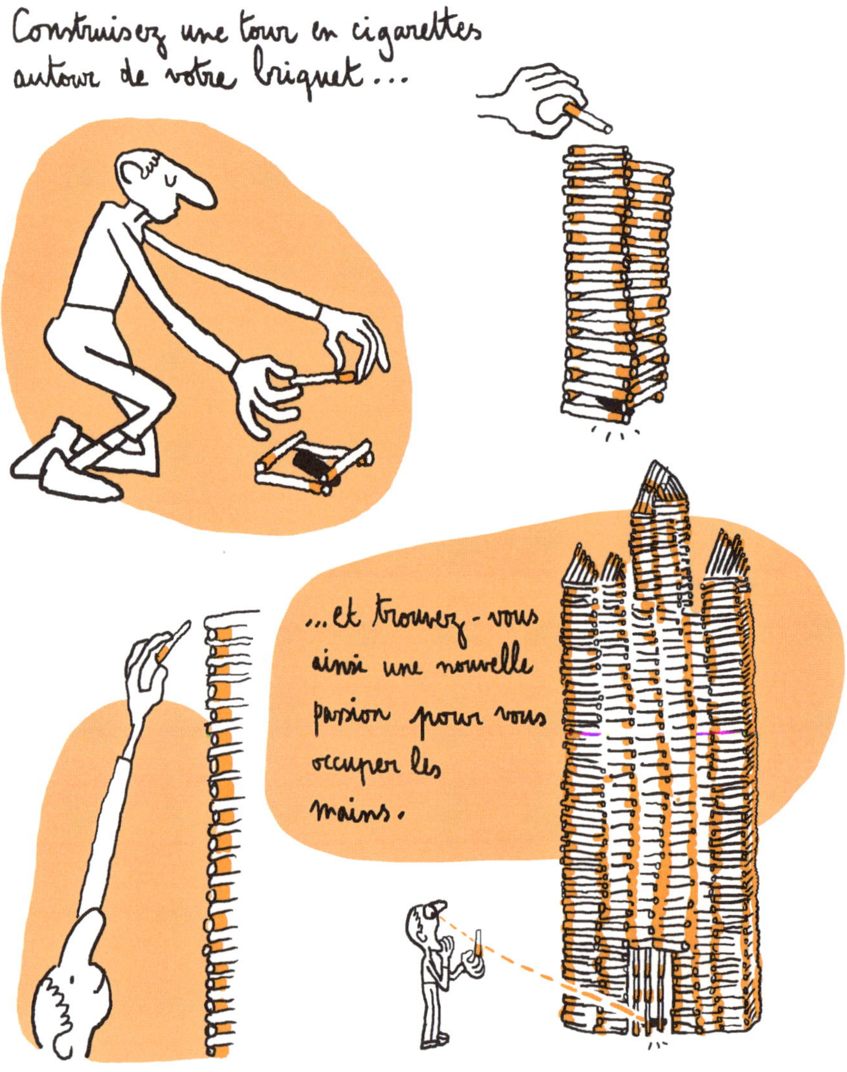
Construisez une tour en cigarettes autour de votre briquet...
...et trouvez-vous ainsi une nouvelle passion pour vous occuper les mains.

La marionnette

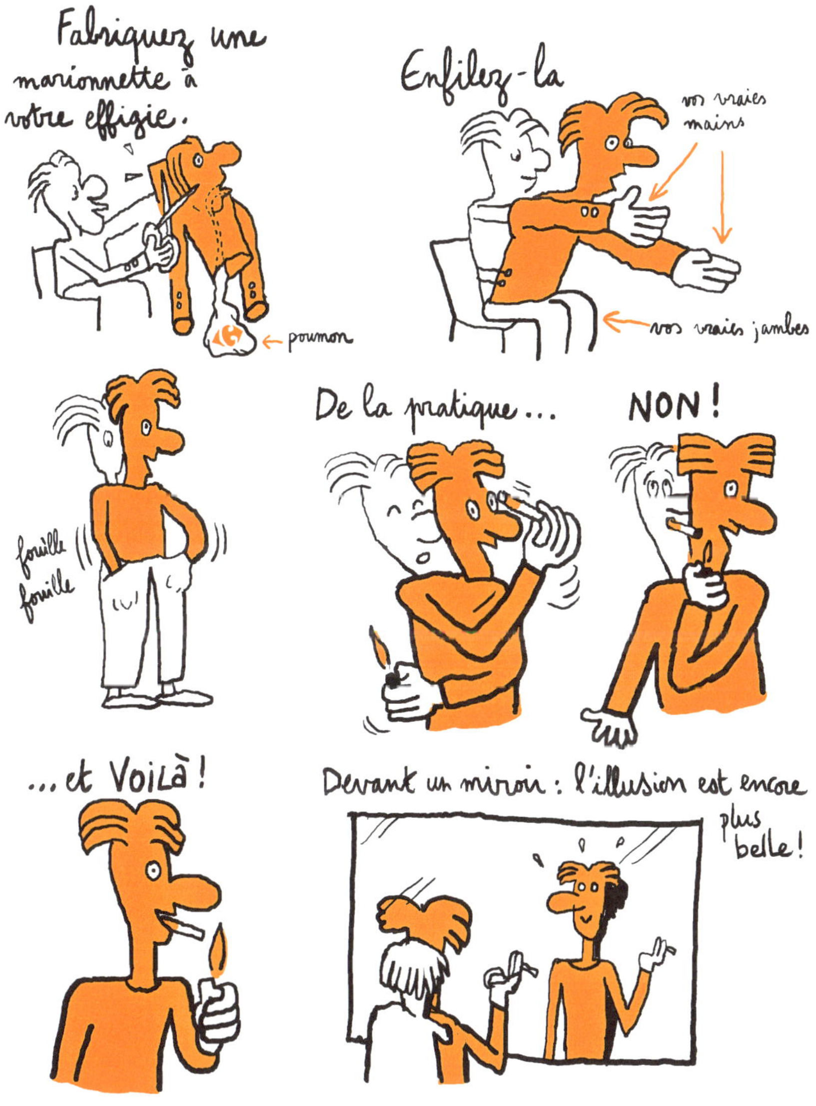
Fabriquez une marionnette à votre effigie.
poumon
Enfilez-la
vos vraies mains
vos vraies jambes
fouille fouille
De la pratique...
NON !
...et VOILÀ !
Devant un miroir : l'illusion est encore plus belle !

La machine à rétrécir

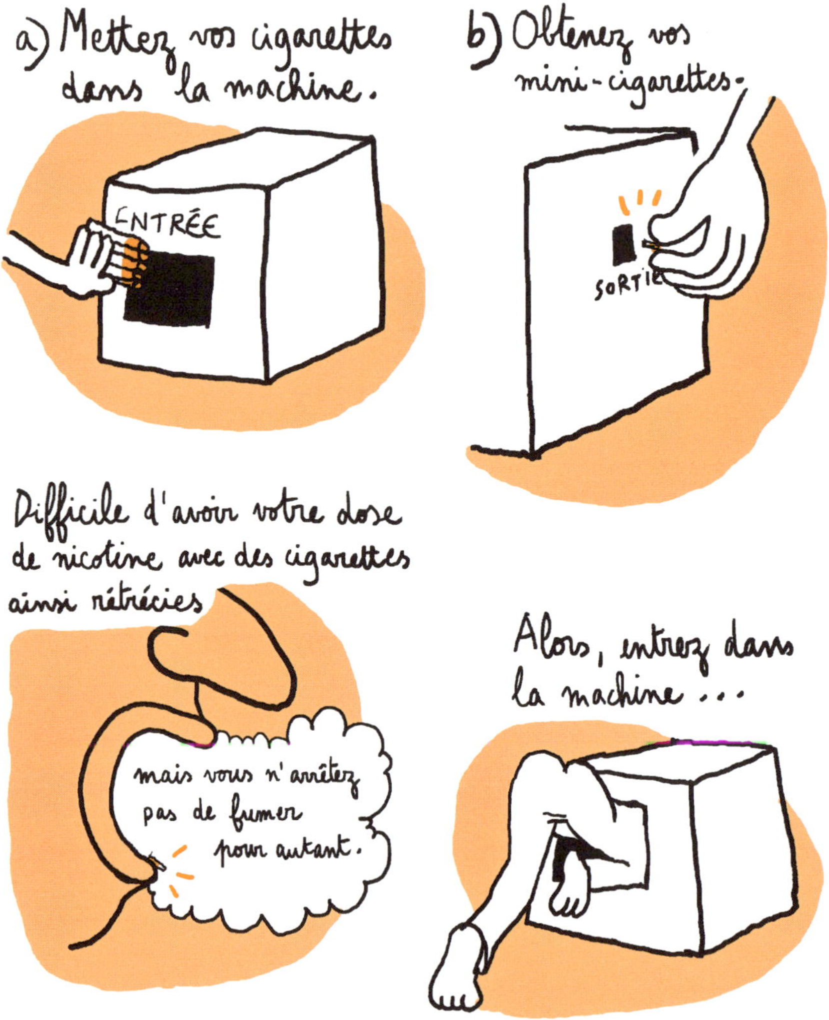
a) Mettez vos cigarettes dans la machine.
ENTRÉE
b) Obtenez vos mini-cigarettes.
SORTIE
Difficile d'avoir votre dose de nicotine avec des cigarettes ainsi rétrécies
mais vous n'arrêtez pas de fumer pour autant.
Alors, entrez dans la machine...

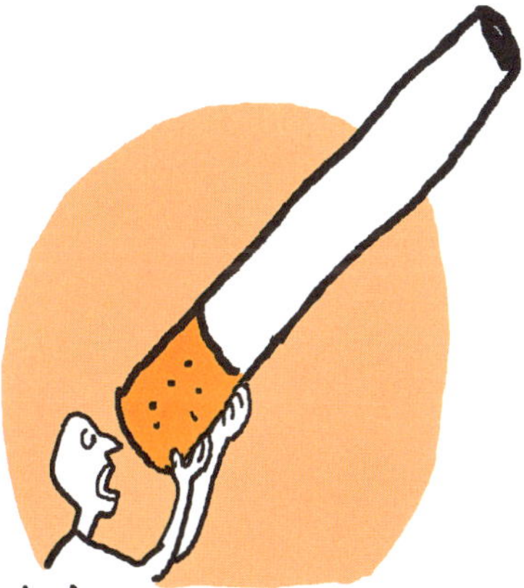

…et les cigarettes seront trop grandes pour votre bouche.

Mais l'addiction sera la plus forte et vous fumerez ENCORE PLUS.

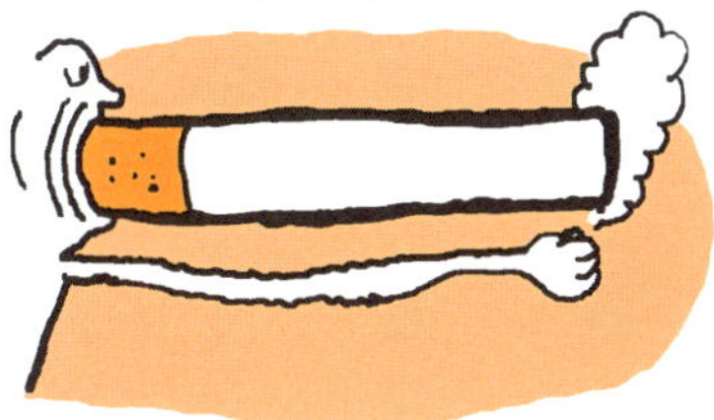

Remettez donc les cigarettes dans la machine…

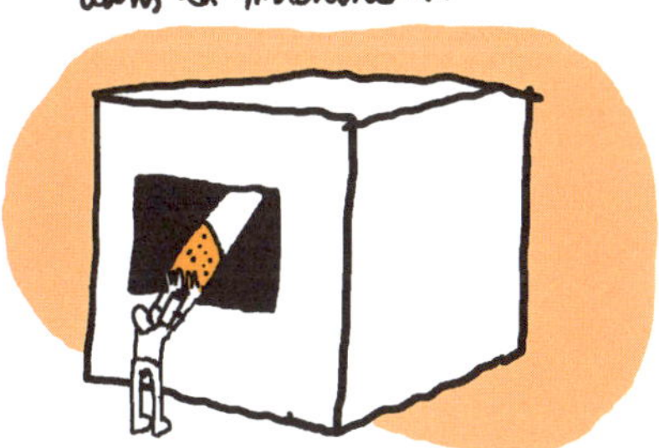

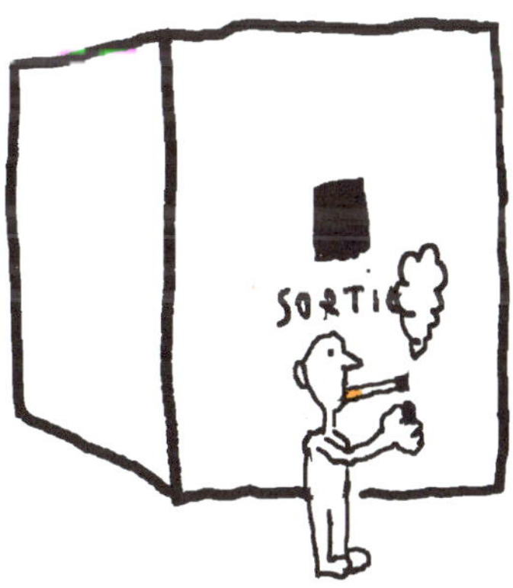

(une méthode à revoir !)

Faites-vous plaisir

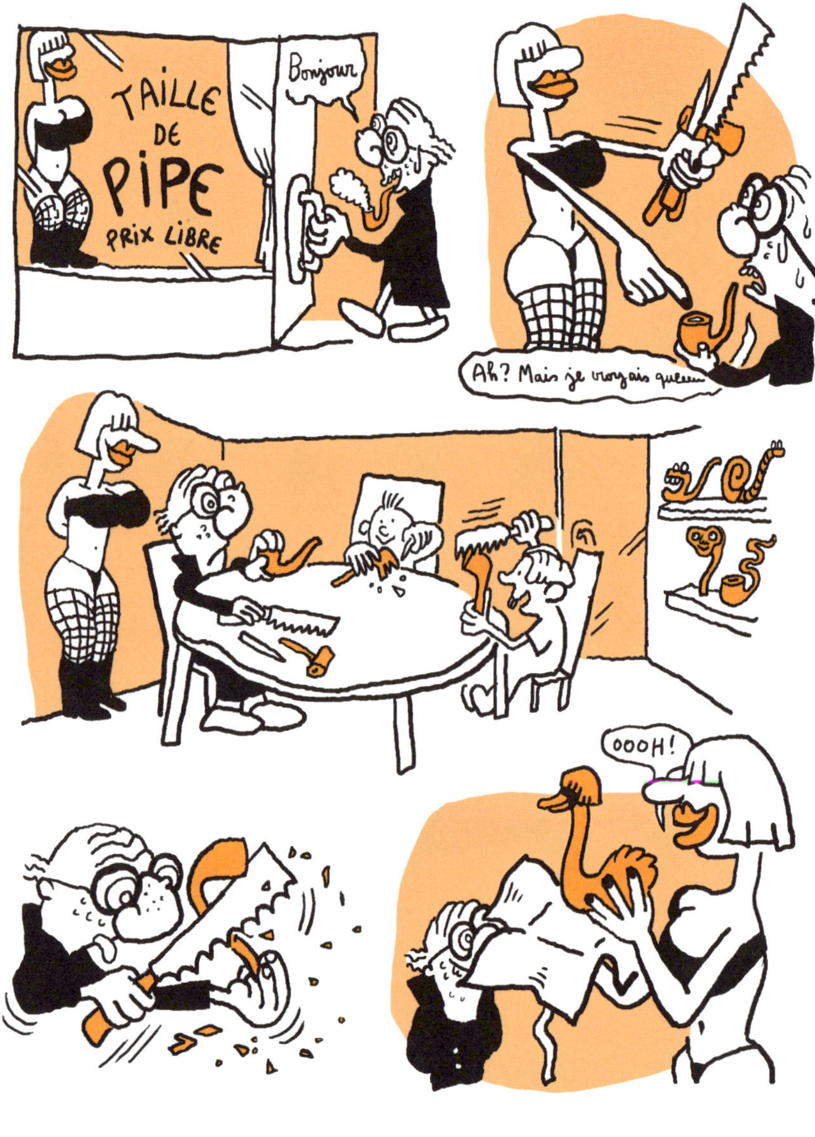
TAILLE DE PIPE
PRIX LIBRE
Bonjour
Ah? Mais je croyais queeee
OOOH!

Marchez sur les mains

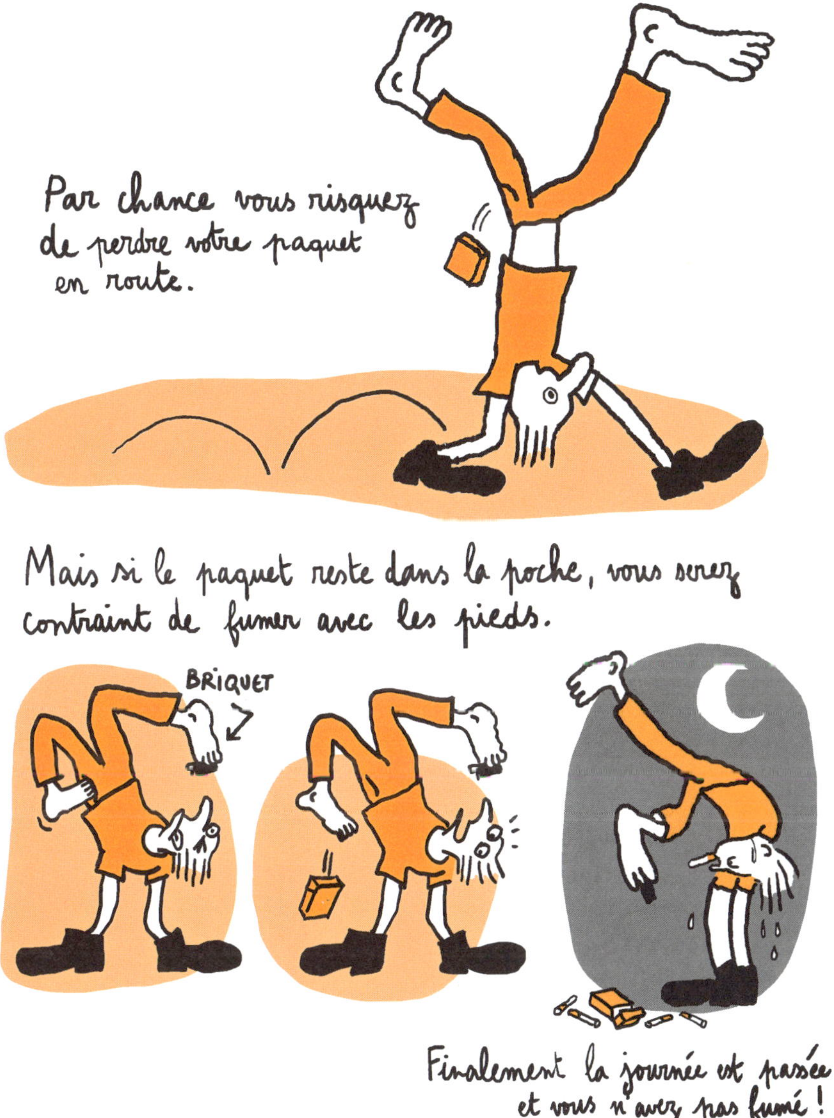

Par chance vous risquez de perdre votre paquet en route.
Mais si le paquet reste dans la poche, vous serez contraint de fumer avec les pieds.
BRIQUET
Finalement la journée est passée et vous n'avez pas fumé !

L'ami en cigarettes

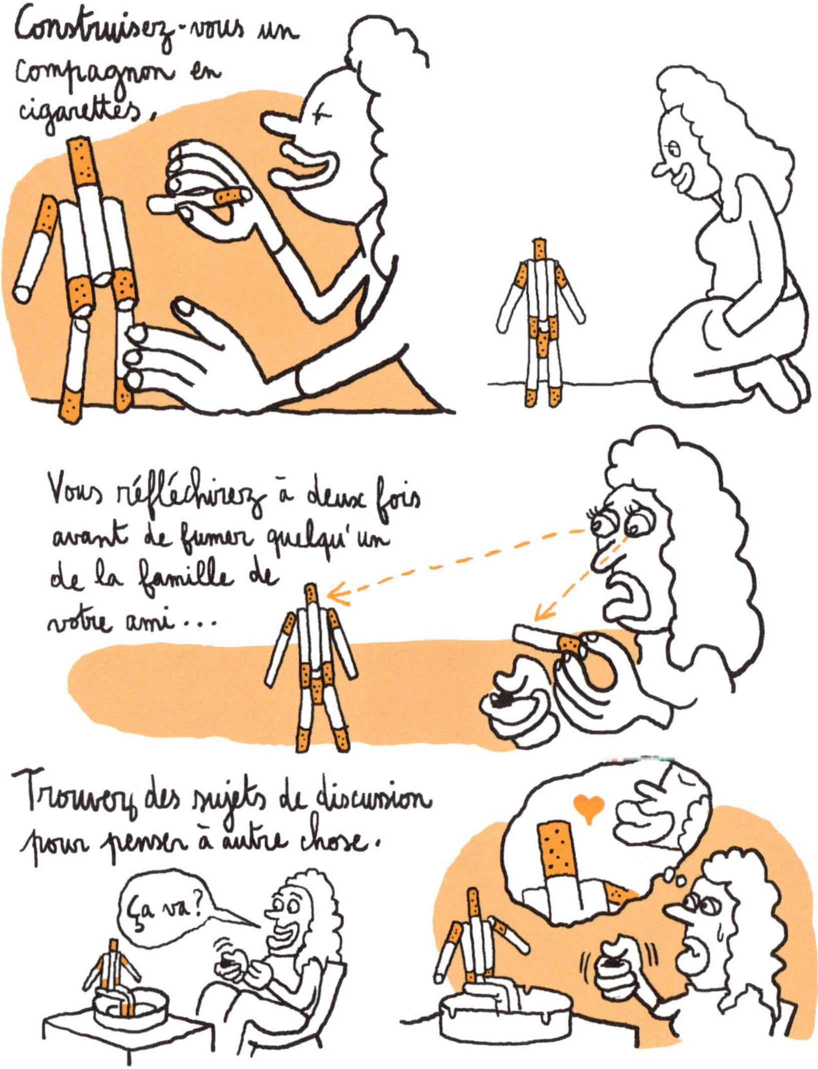
Construisez-vous un compagnon en cigarettes.
Vous réfléchirez à deux fois avant de fumer quelqu'un de la famille de votre ami...
Trouvez des sujets de discussion pour penser à autre chose.
Ça va?

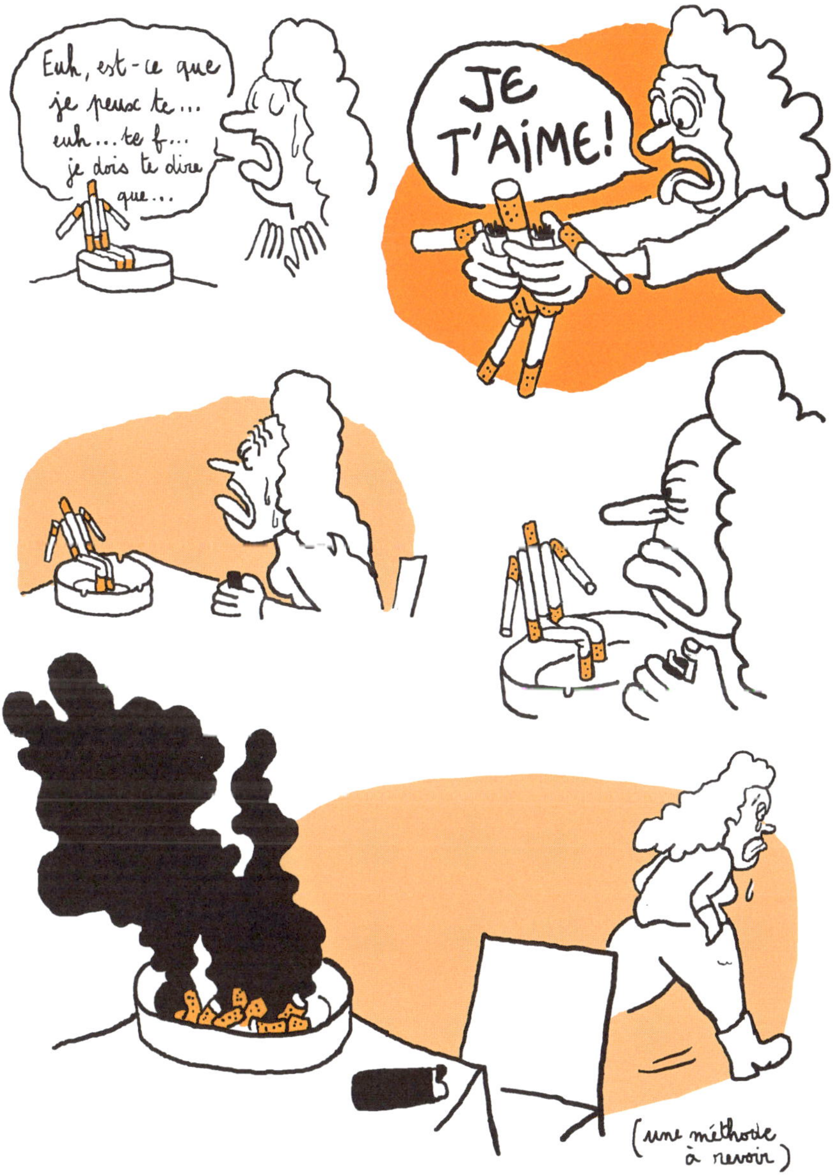
Euh, est-ce que je peux te… euh… te f… je dois te dire que…
JE T'AIME!
(une méthode à revoir)

La majorette

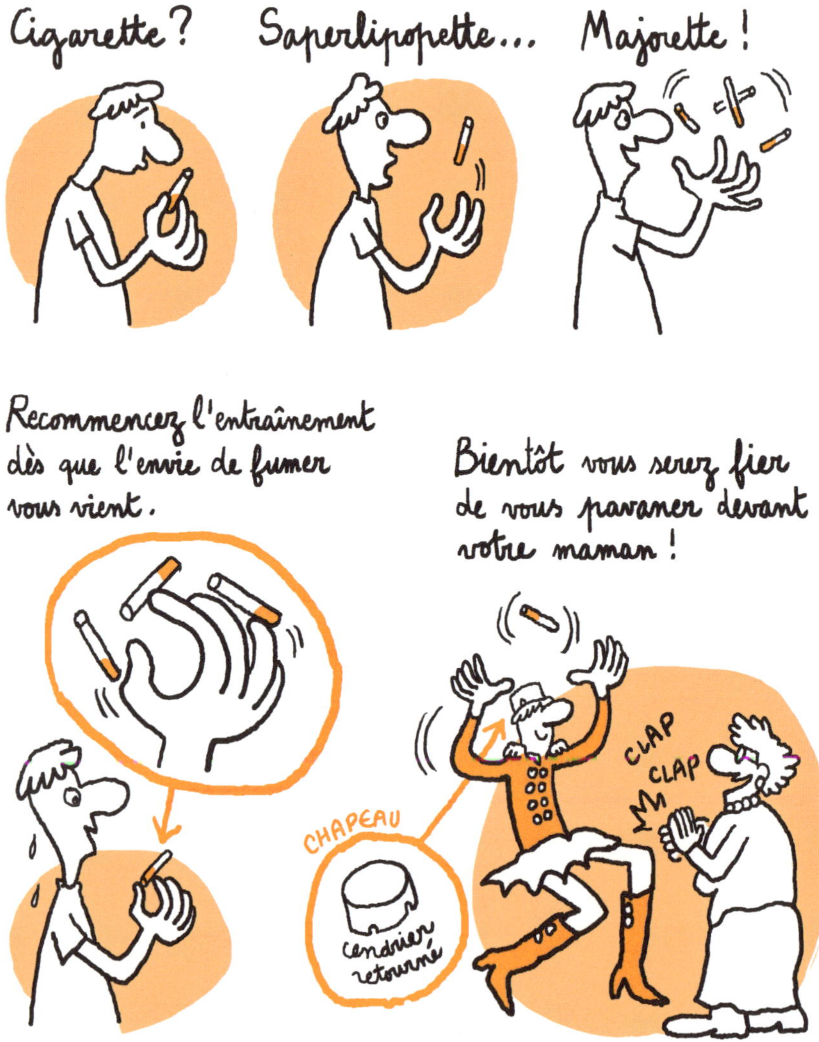
Cigarette ?
Saperlipopette...
Majorette !
Recommencez l'entraînement dès que l'envie de fumer vous vient.
Bientôt vous serez fier de vous pavaner devant votre maman !
CLAP
CLAP
CHAPEAU
cendrier retourné

4e PARTIE

Les exemples célèbres

L'Histoire est riche d'exemples fameux, de personnalités qui ont su arrêter de fumer et laisser leur nom au panthéon de la lutte contre le tabagisme.

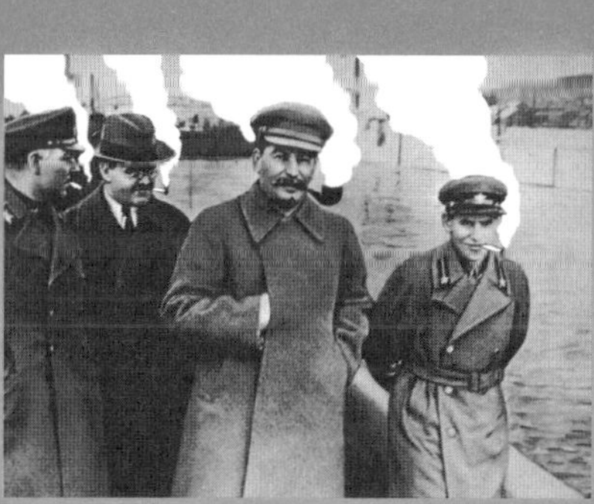

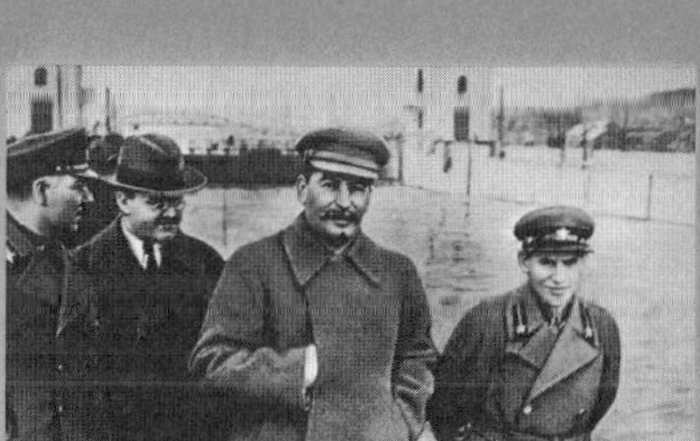

La méthode Jésus 1 : le bébé providentiel

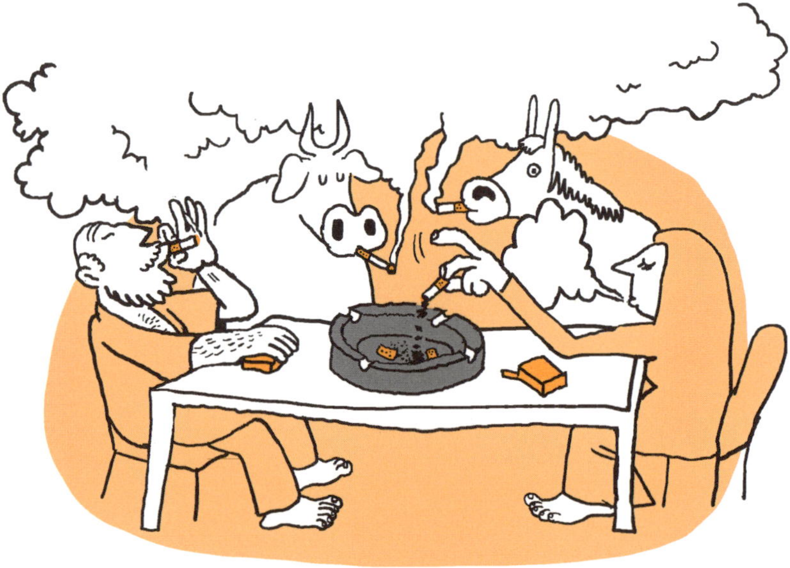

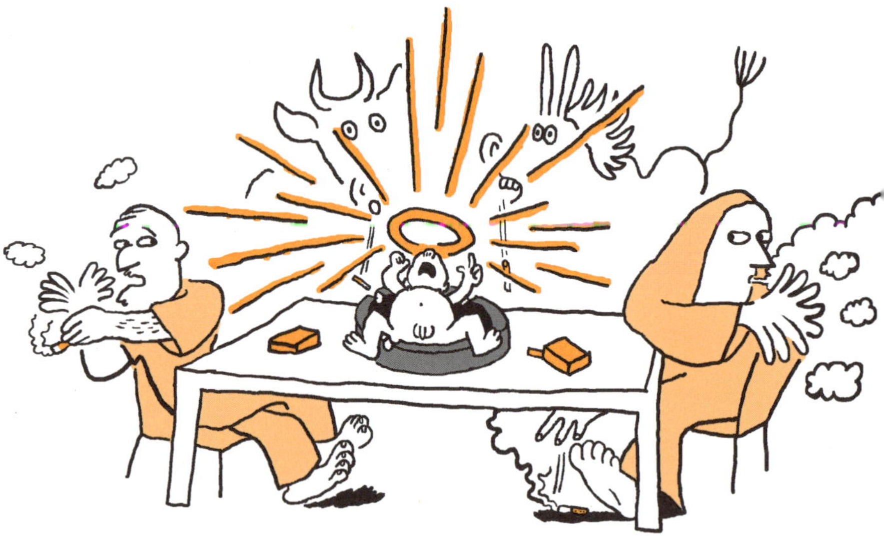

La méthode Jésus 2 : la crucifixion

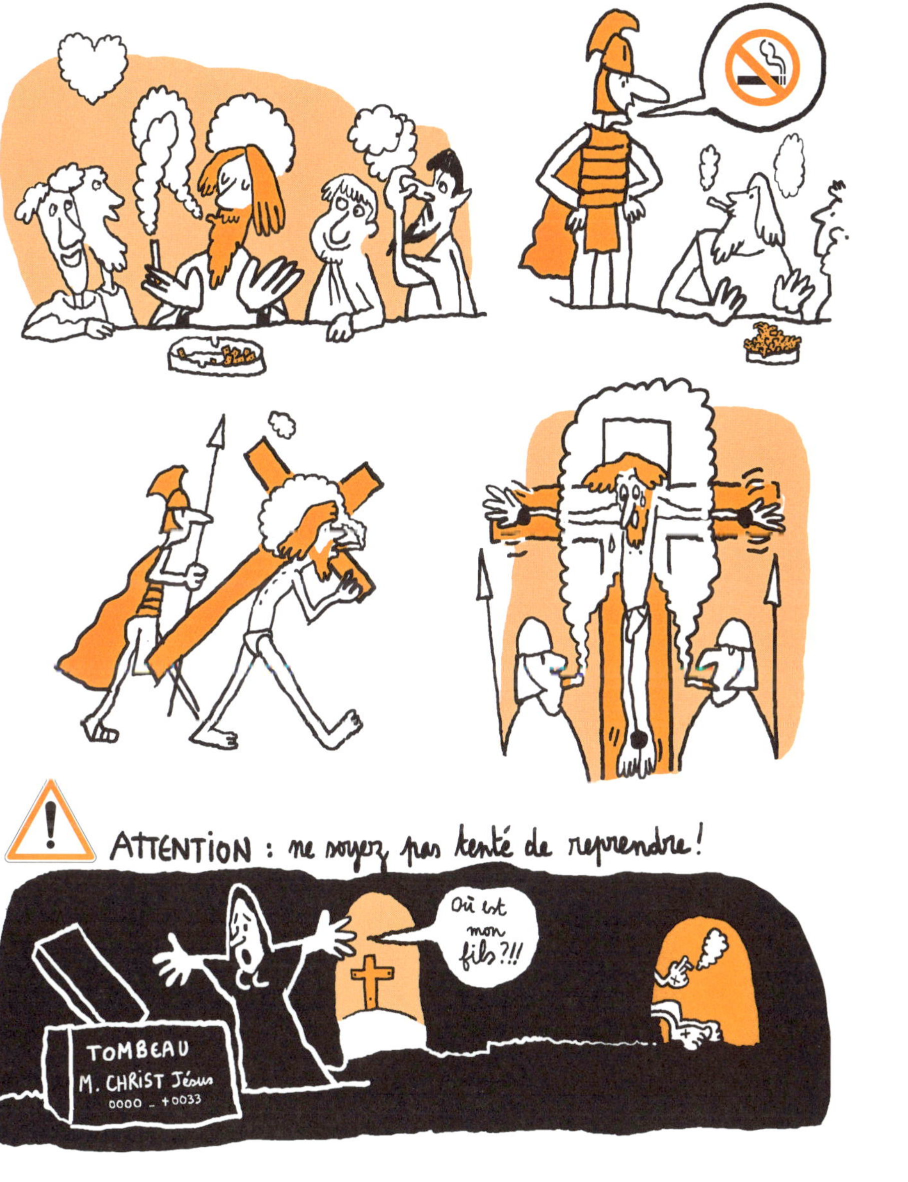
ATTENTION : ne soyez pas tenté de reprendre !
Où est mon fils ?!!
TOMBEAU
M. CHRIST Jésus
0000 - +0033

La méthode Galilée

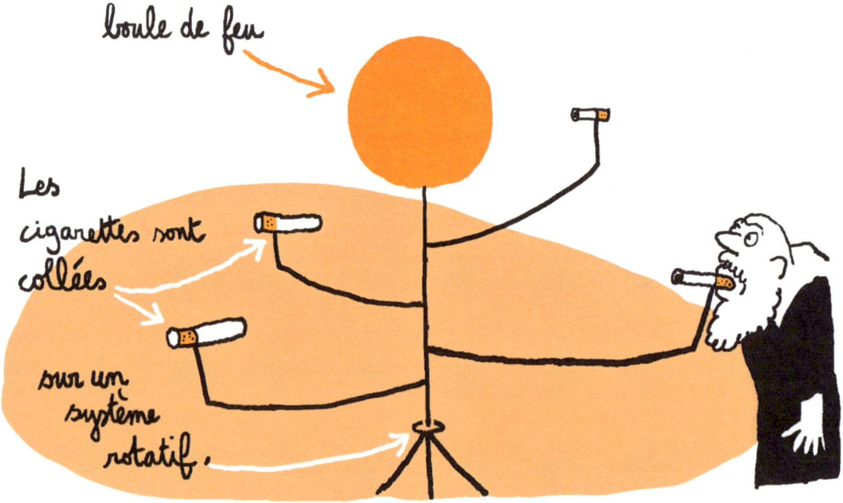

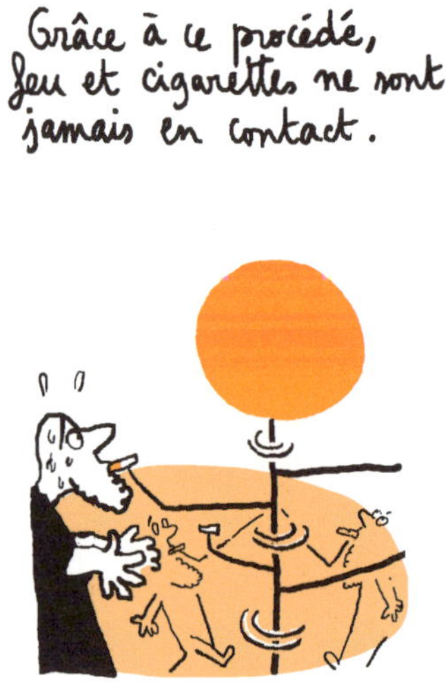
Grâce à ce procédé, feu et cigarettes ne sont jamais en contact.

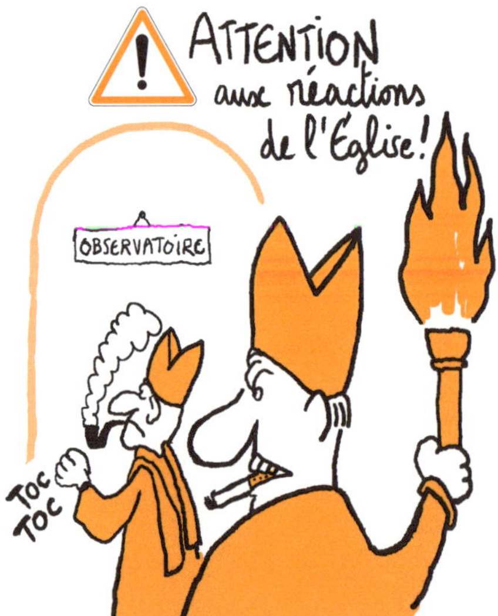
ATTENTION aux réactions de l'Église !
OBSERVATOIRE
TOC TOC

La méthode Newton

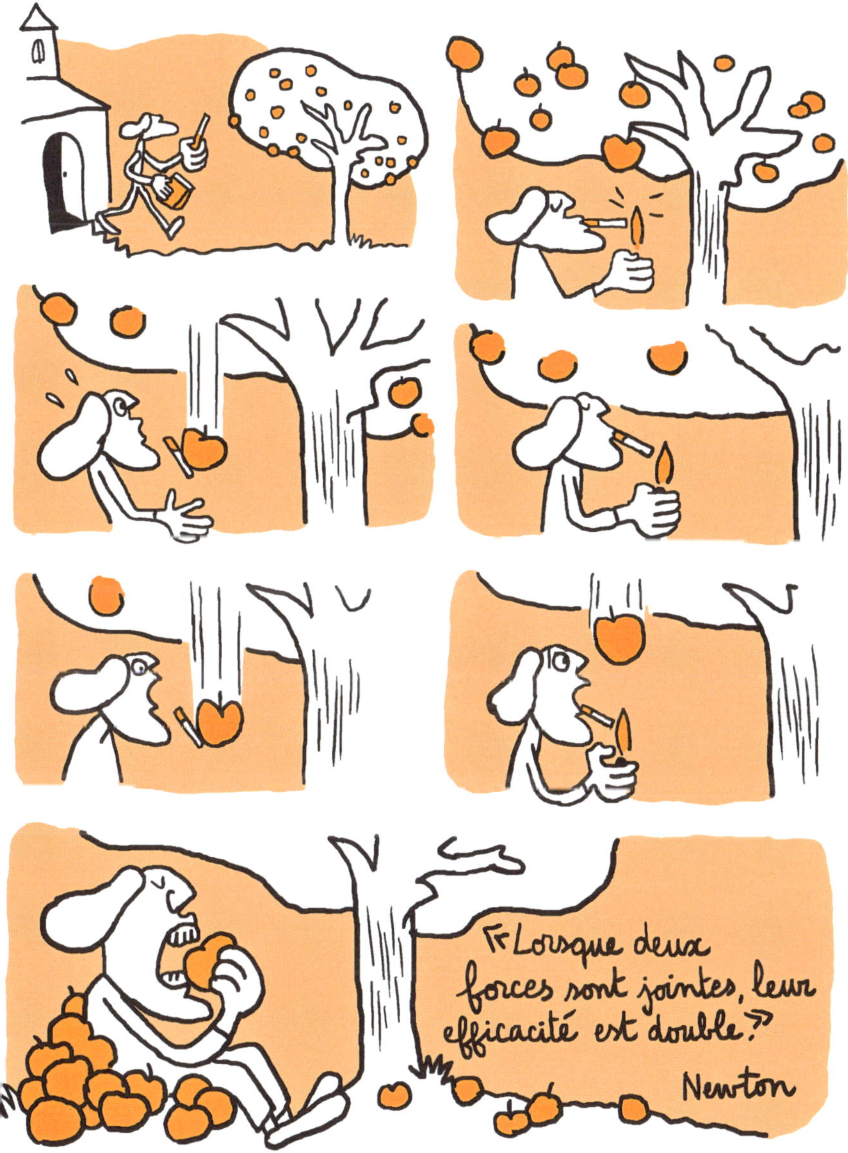
« Lorsque deux forces sont jointes, leur efficacité est double. »
Newton

Aider Christophe Colomb

(nécessite un peu de technologie)

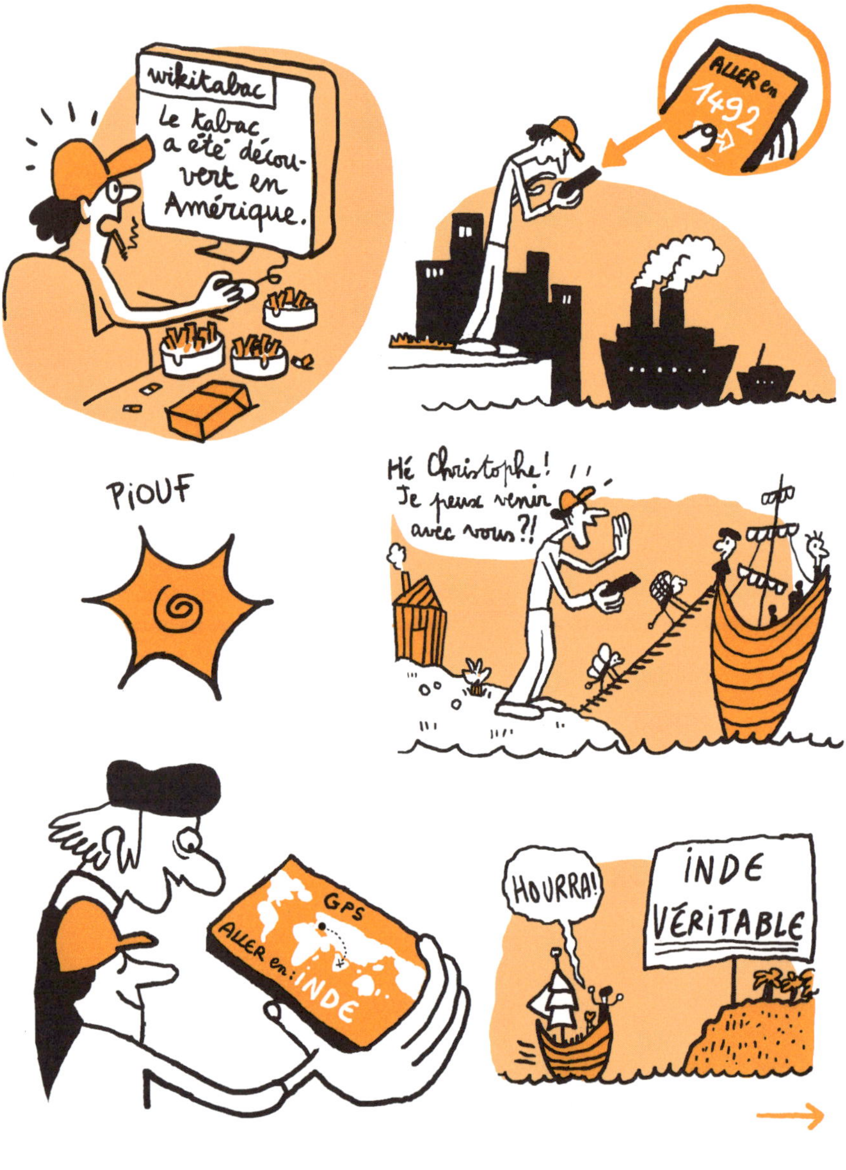
wikitabac
Le tabac a été découvert en Amérique.
ALLER en 1492
PIOUF
Hé Christophe! Je peux venir avec vous?!
GPS
ALLER en: INDE
HOURRA!
INDE VÉRITABLE

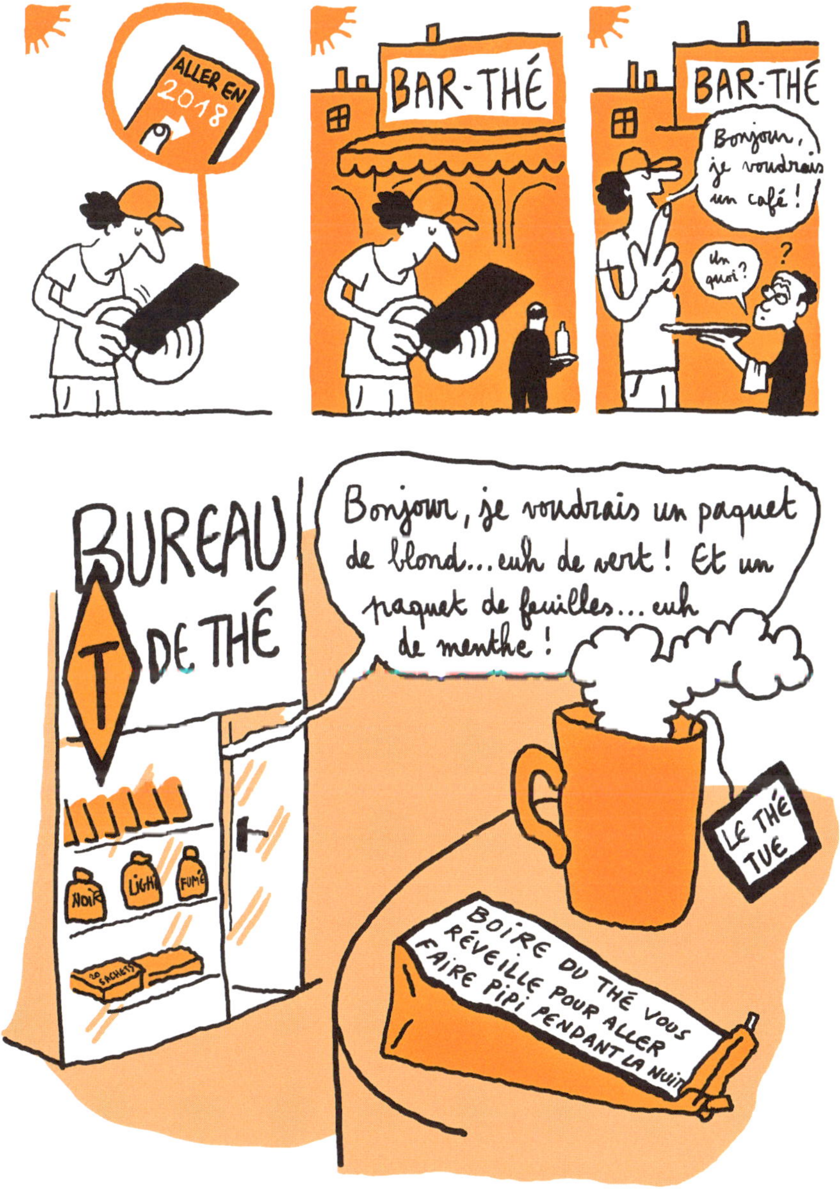
ALLER EN 2018
BAR-THÉ
BAR-THÉ
Bonjour, je voudrais un café !
Un quoi ?
BUREAU DE THÉ
T
Bonjour, je voudrais un paquet de blond... euh de vert ! Et un paquet de feuilles... euh de menthe !
NOIR
LIGHT
FUMÉ
20 SACHETS
LE THÉ TUE
BOIRE DU THÉ VOUS RÉVEILLE POUR ALLER FAIRE PIPI PENDANT LA NUIT

La méthode Robespierre

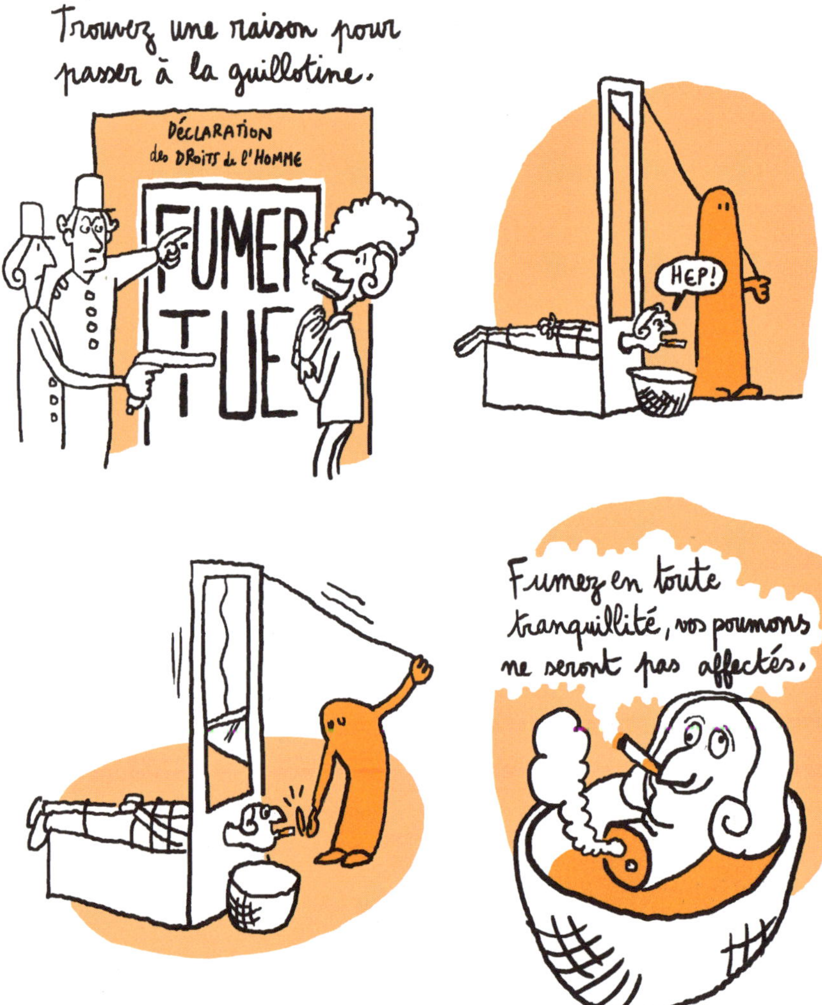
Trouvez une raison pour passer à la guillotine.
DÉCLARATION des DROITS de l'HOMME
FUMER TUE
HEP!
Fumez en toute tranquillité, vos poumons ne seront pas affectés.

La méthode Napoléon

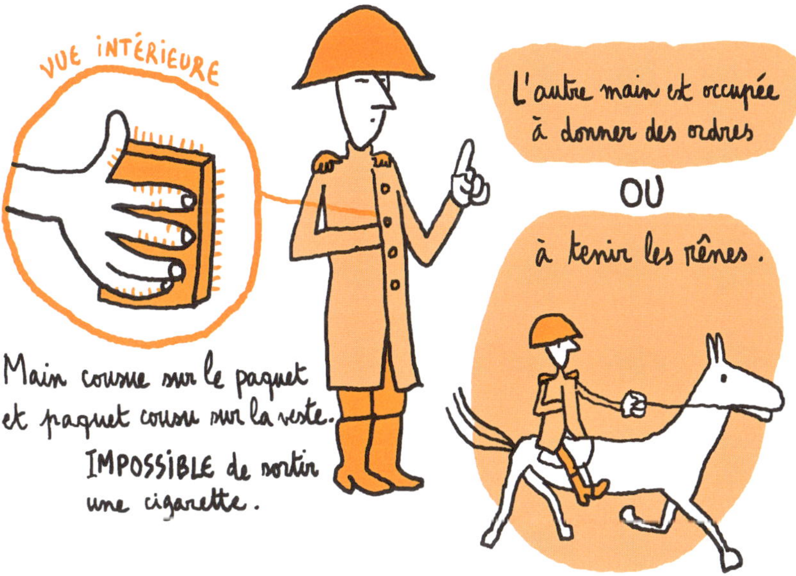
VUE INTÉRIEURE
Main cousue sur le paquet et paquet cousu sur la veste.
IMPOSSIBLE de sortir une cigarette.
L'autre main est occupée à donner des ordres
OU
à tenir les rênes.

4. LES EXEMPLES CÉLÈBRES

La méthode Barbe Noire 1

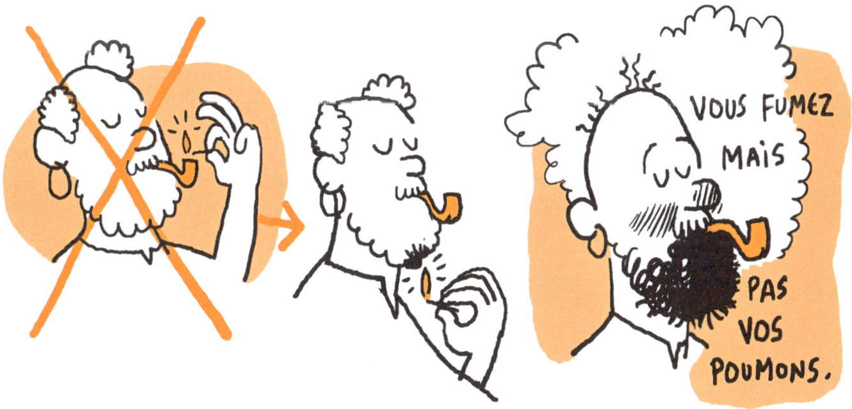
VOUS FUMEZ MAIS PAS VOS POUMONS.

La méthode Barbe Noire 2

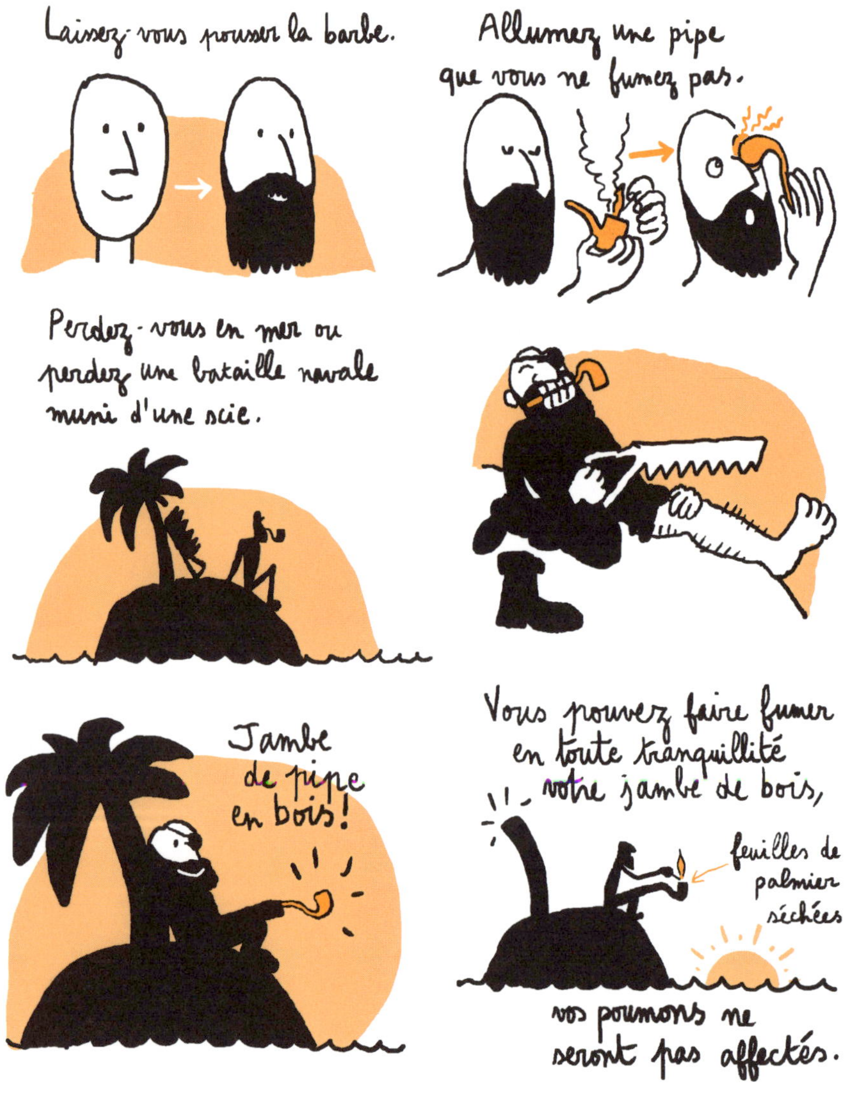
Laissez-vous pousser la barbe.
Allumez une pipe que vous ne fumez pas.
Perdez-vous en mer ou perdez une bataille navale muni d'une scie.
Jambe de pipe en bois !
Vous pouvez faire fumer en toute tranquillité votre jambe de bois,
feuilles de palmier séchées
vos poumons ne seront pas affectés.

La technique Van Gogh

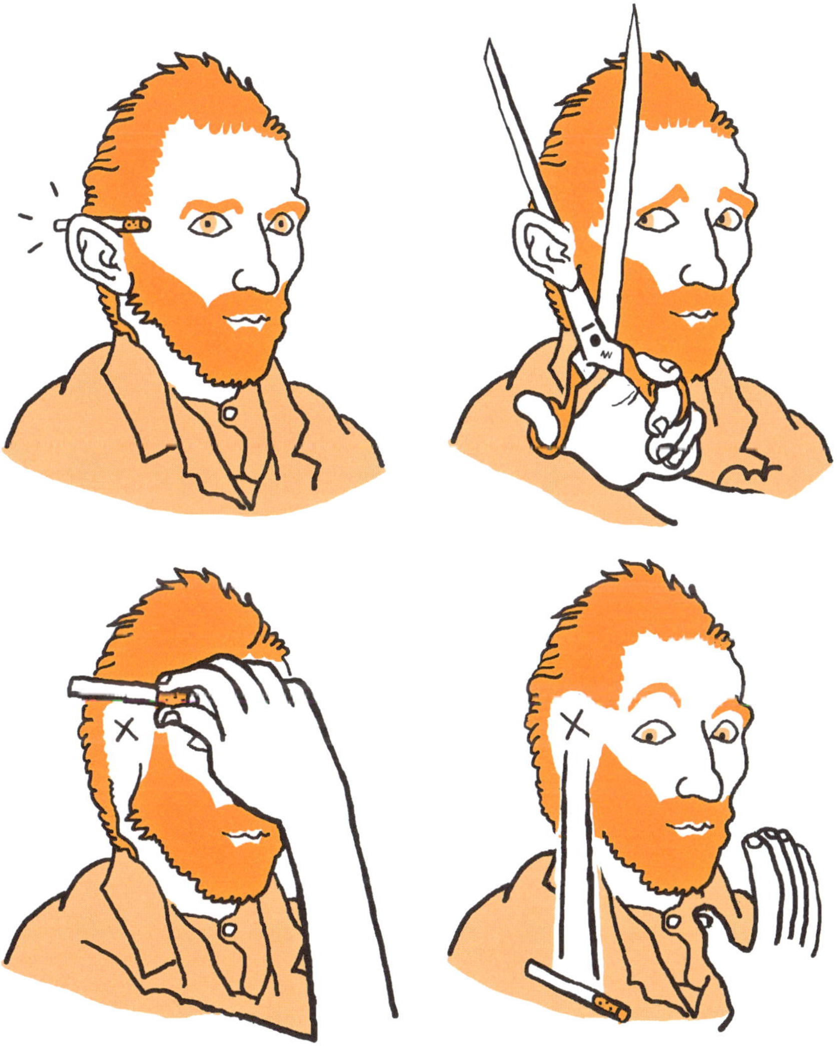

La méthode Hergé

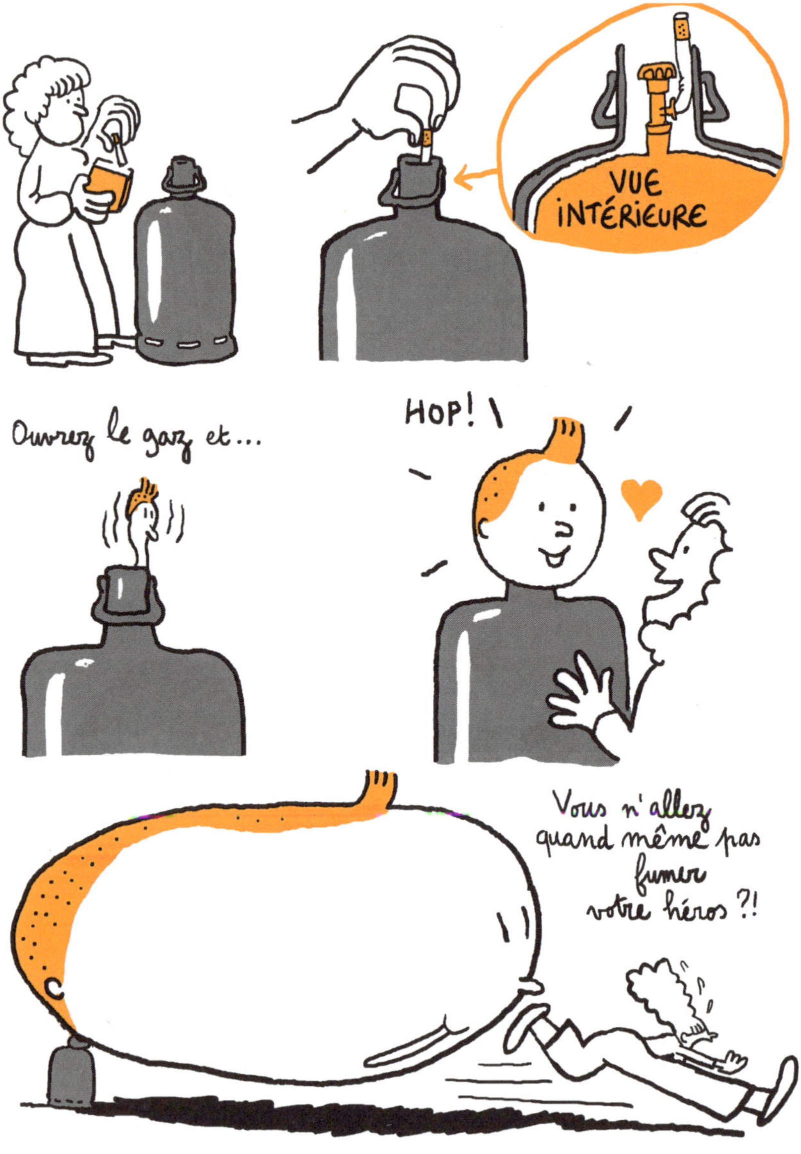
VUE INTÉRIEURE
Ouvrez le gaz et...
HOP!
Vous n'allez quand même pas fumer votre héros ?!

La méthode Kennedy

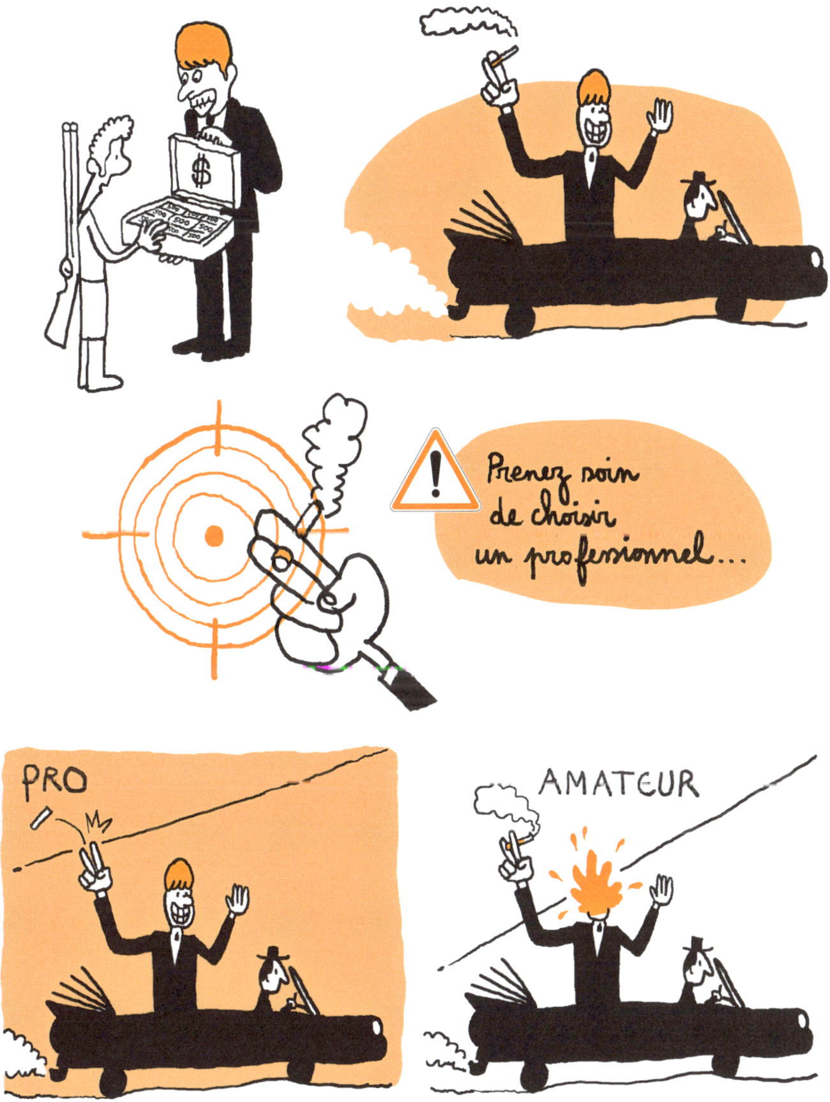

La méthode Grand Schtroumpf

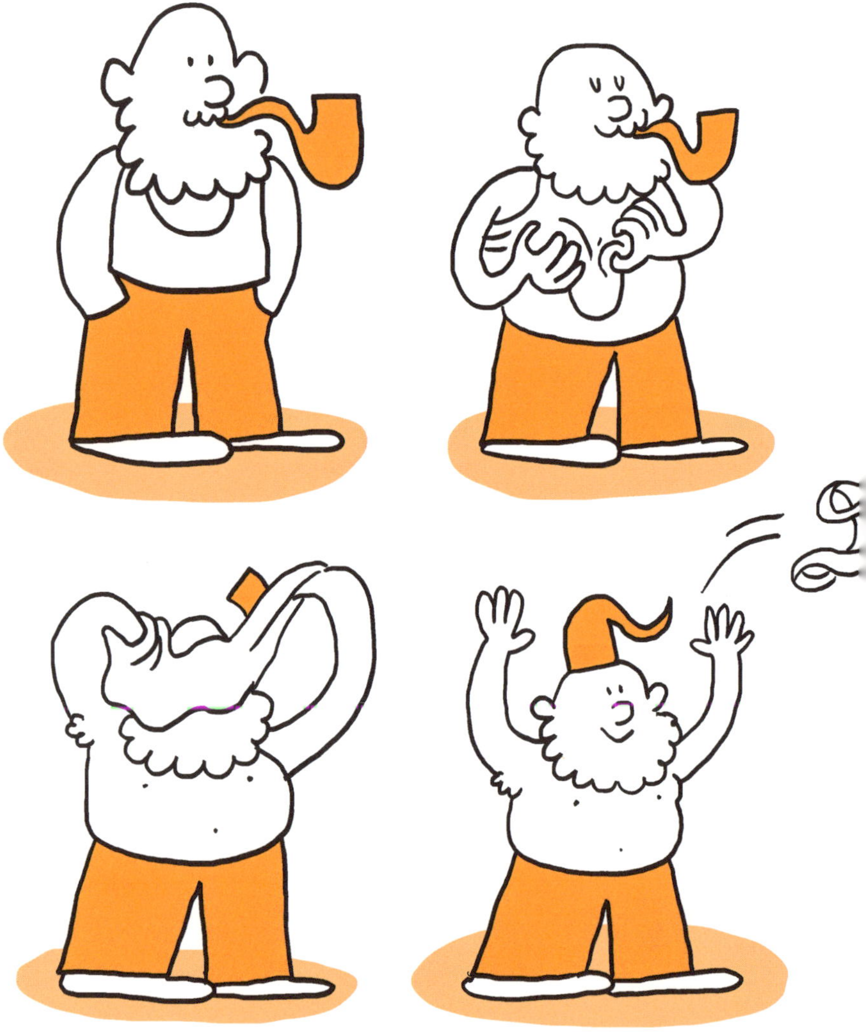

5e PARTIE

Une bonne fois pour toutes

Si malheureusement aucune des méthodes précédentes n'a fonctionné, voici celles qui à coup sûr vous dissuaderont définitivement.

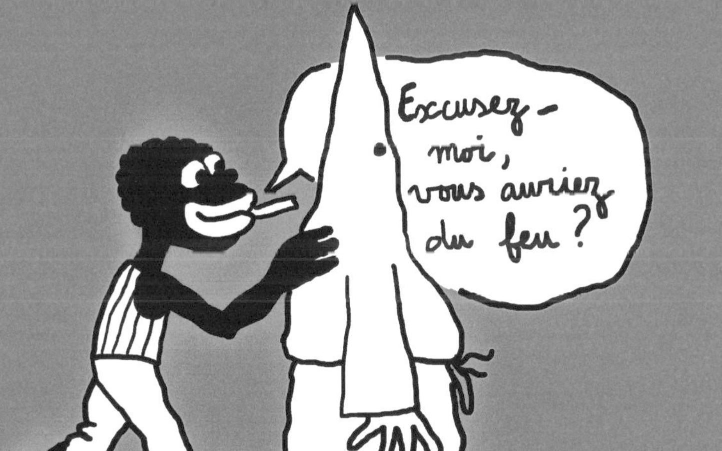

Les lunettes

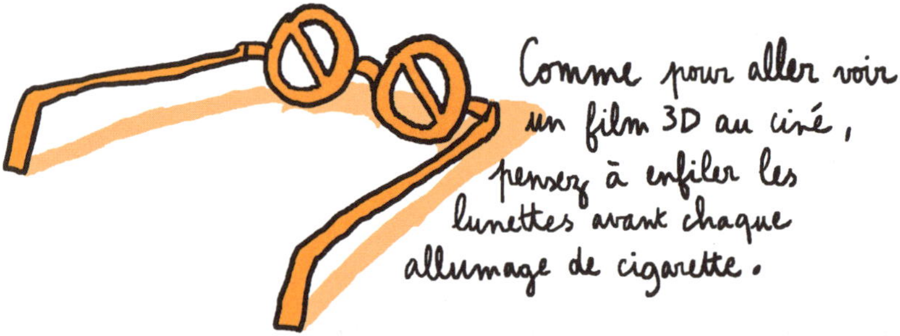
Comme pour aller voir un film 3D au ciné, pensez à enfiler les lunettes avant chaque allumage de cigarette.

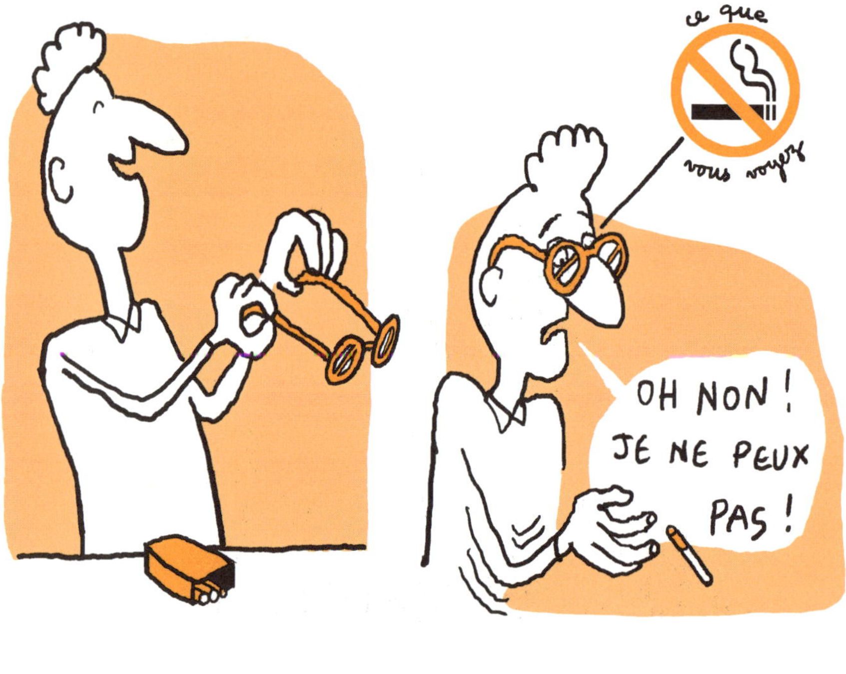
ce que
vous voyez
OH NON ! JE NE PEUX PAS !

Complétez la panoplie

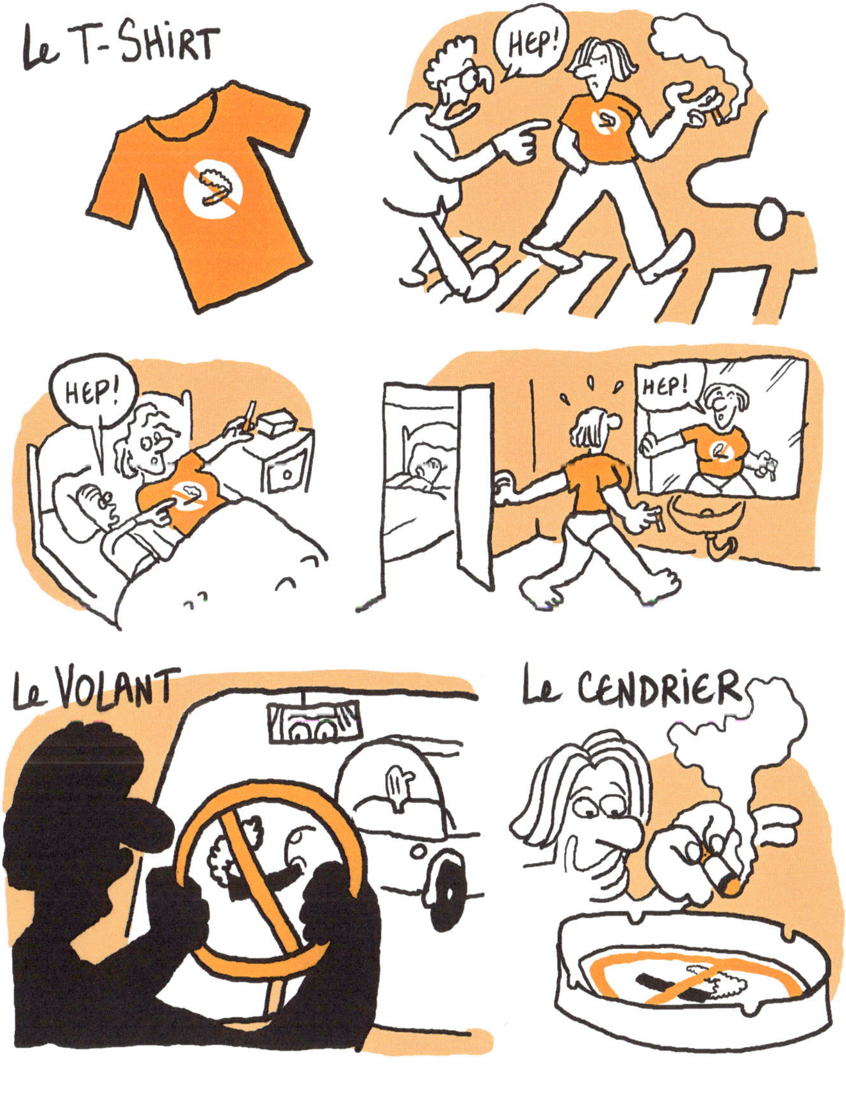

L'obstination

Ne fumez que devant ceci :

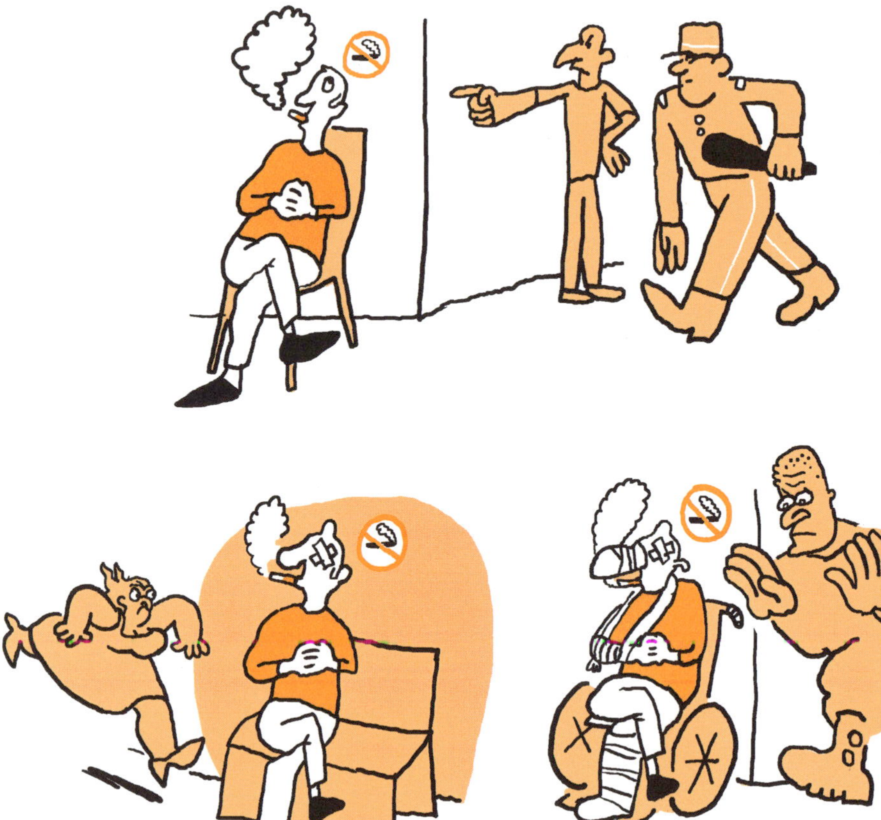

… et vous vous fatiguerez à la longue.

Le perroquet

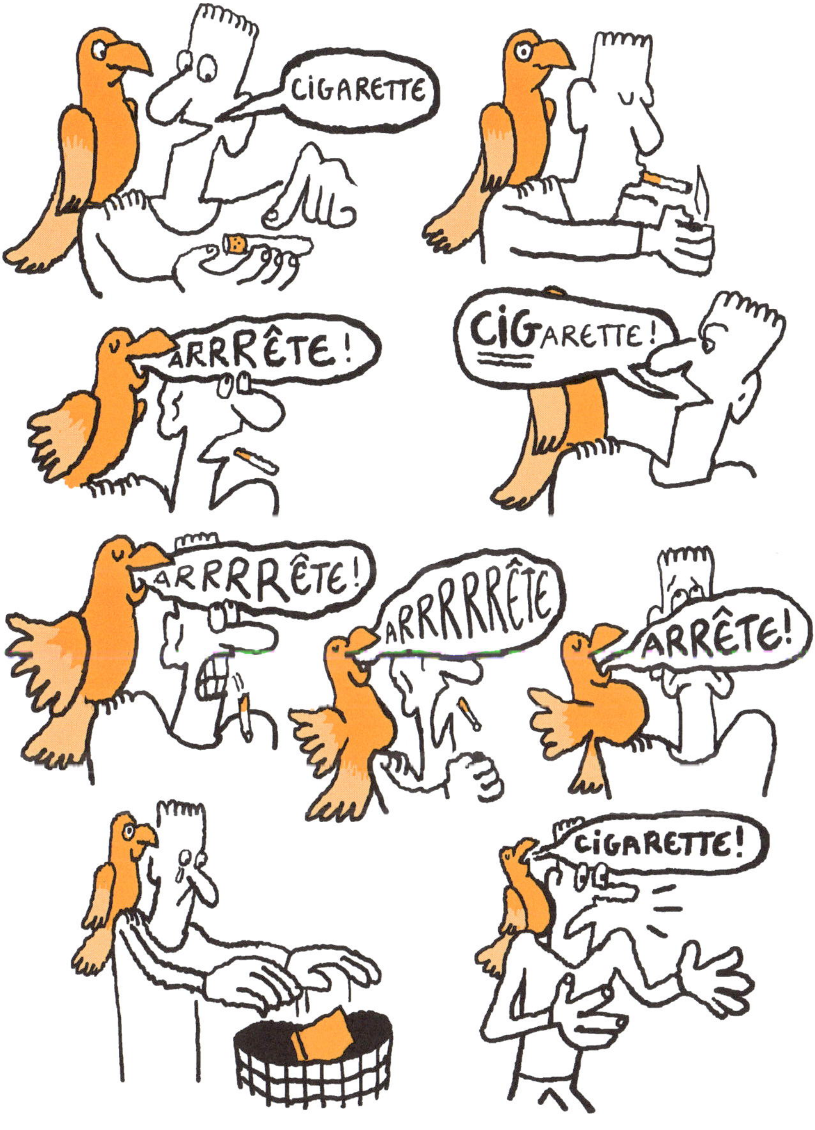

Le crocodile

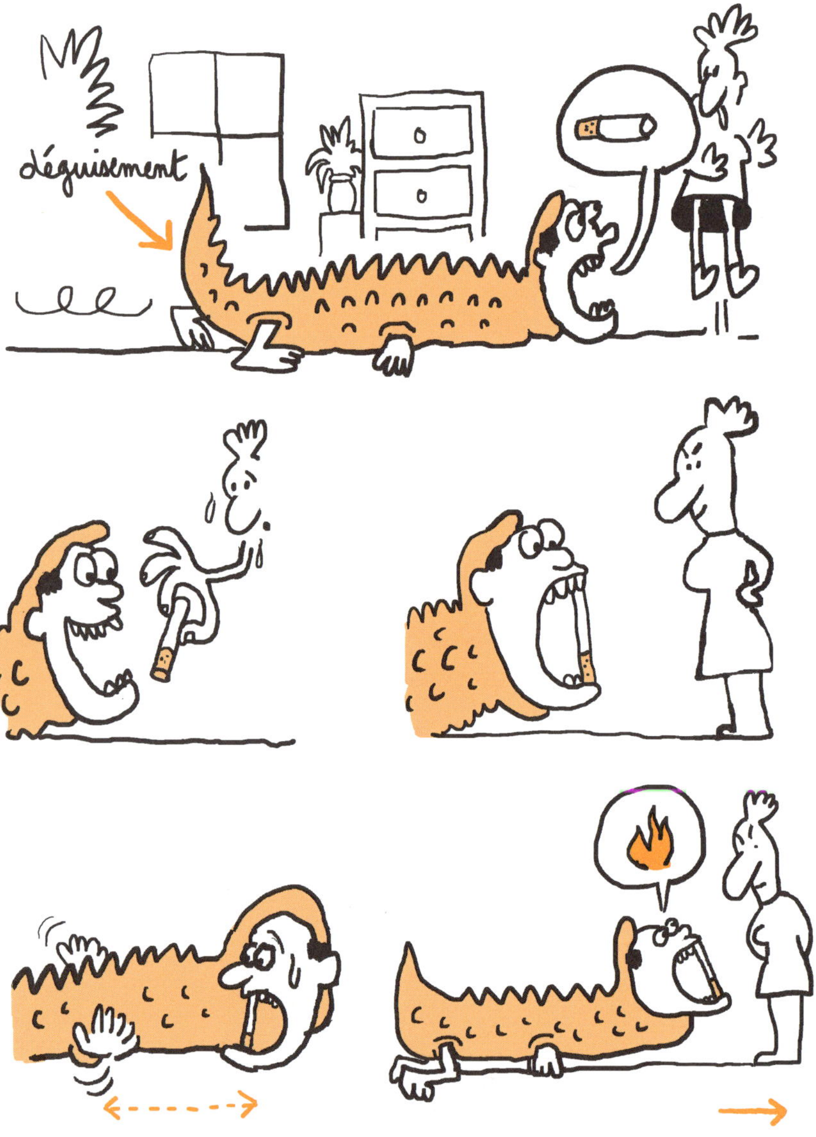

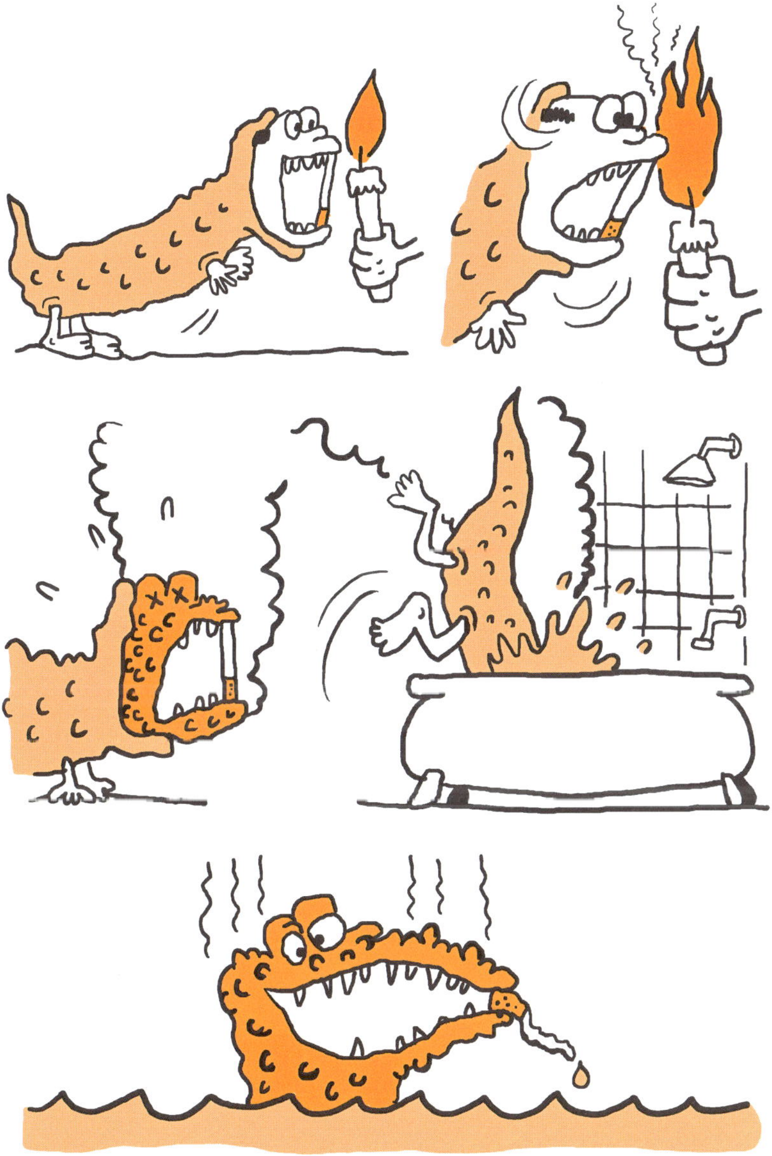

Le ventilateur

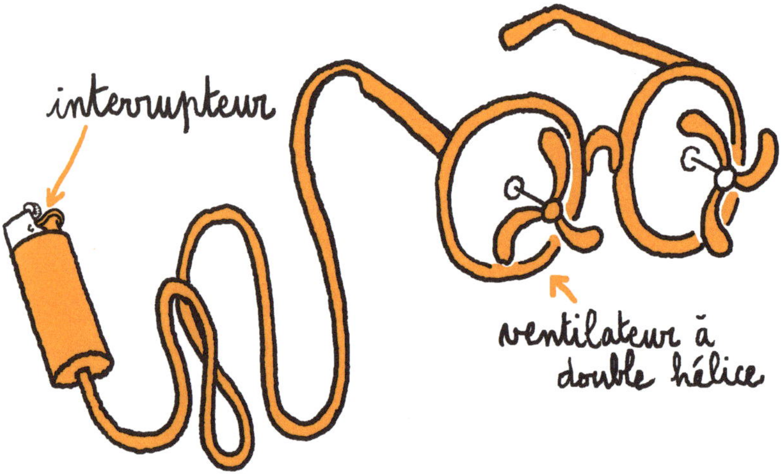

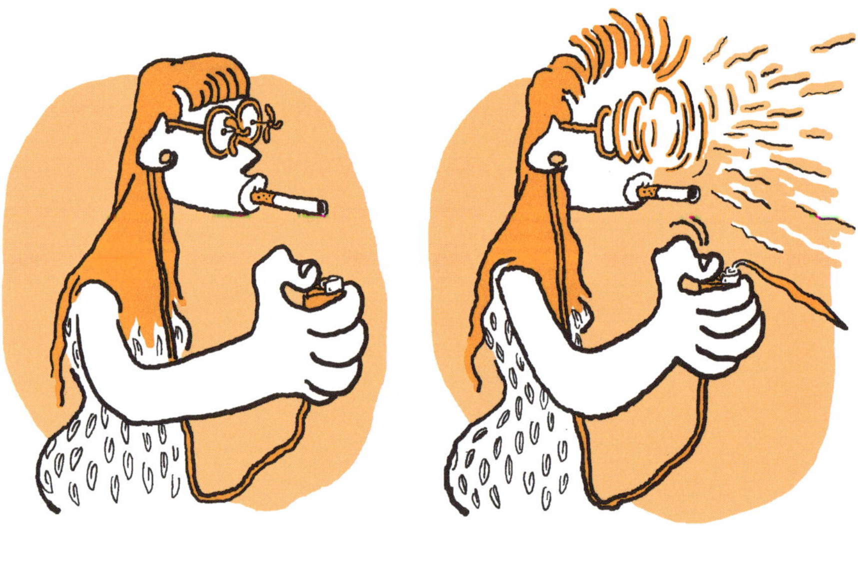

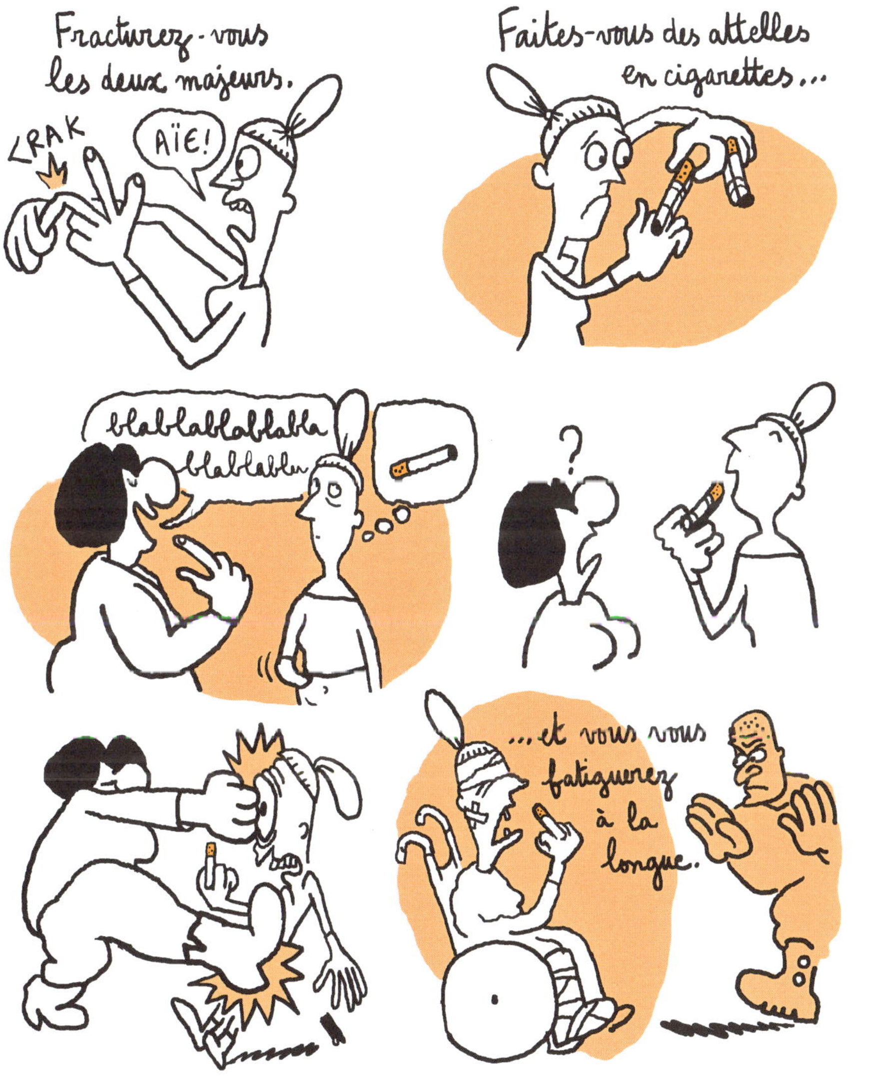
Fracturez-vous les deux majeurs.
CRAK
AÏE!
Faites-vous des attelles en cigarettes...
blablablablabla
blablabla
?
...et vous vous fatiguerez à la longue.

La couture

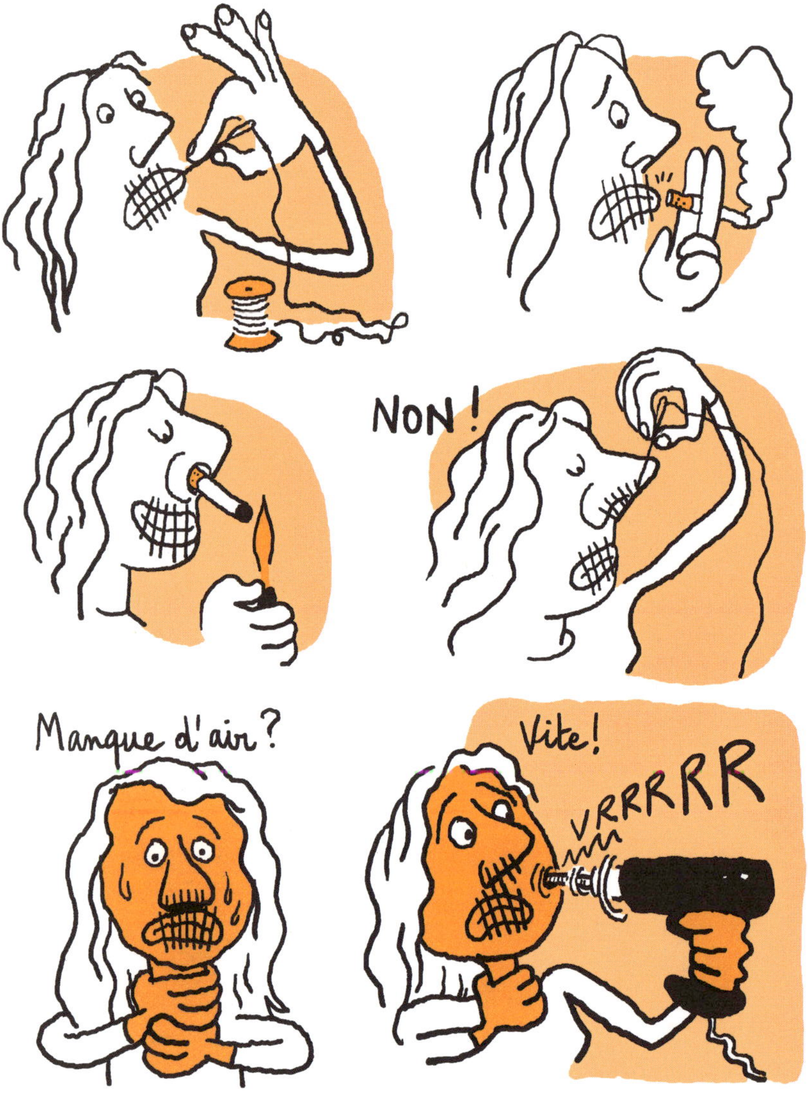

→

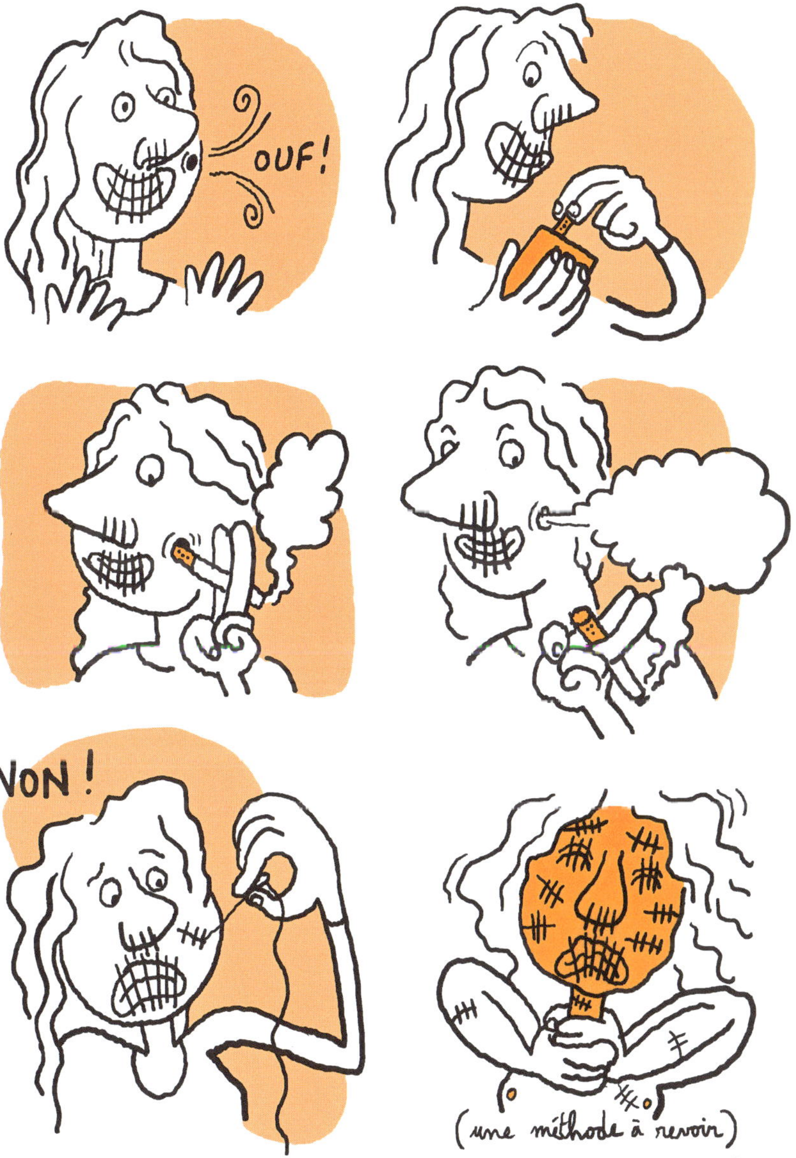
OUF!
NON!
(une méthode à revoir)

La potence

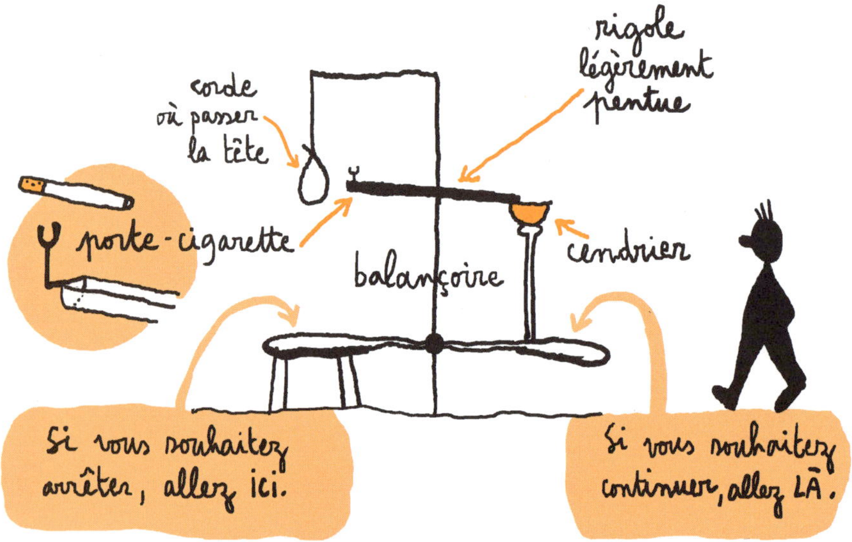
corde où passer la tête
rigole légèrement pentue
porte-cigarette
balançoire
cendrier
Si vous souhaitez arrêter, allez ici.
Si vous souhaitez continuer, allez LÀ.

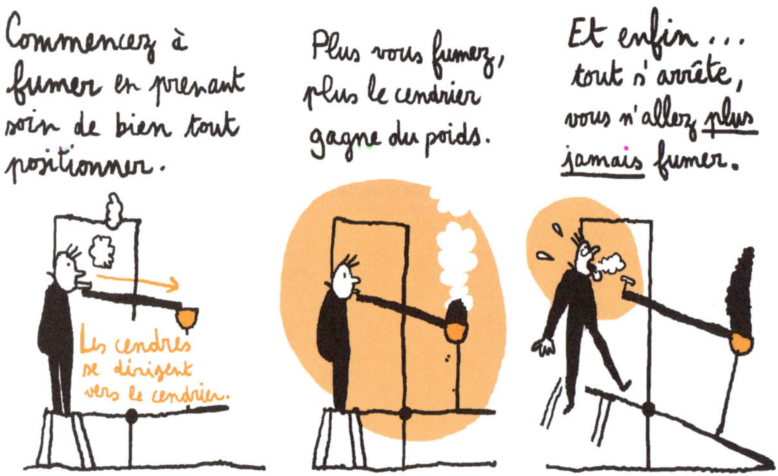
Commencez à fumer en prenant soin de bien tout positionner.
Les cendres se dirigent vers le cendrier.
Plus vous fumez, plus le cendrier gagne du poids.
Et enfin... tout s'arrête, vous n'allez plus jamais fumer.

L'aveuglement

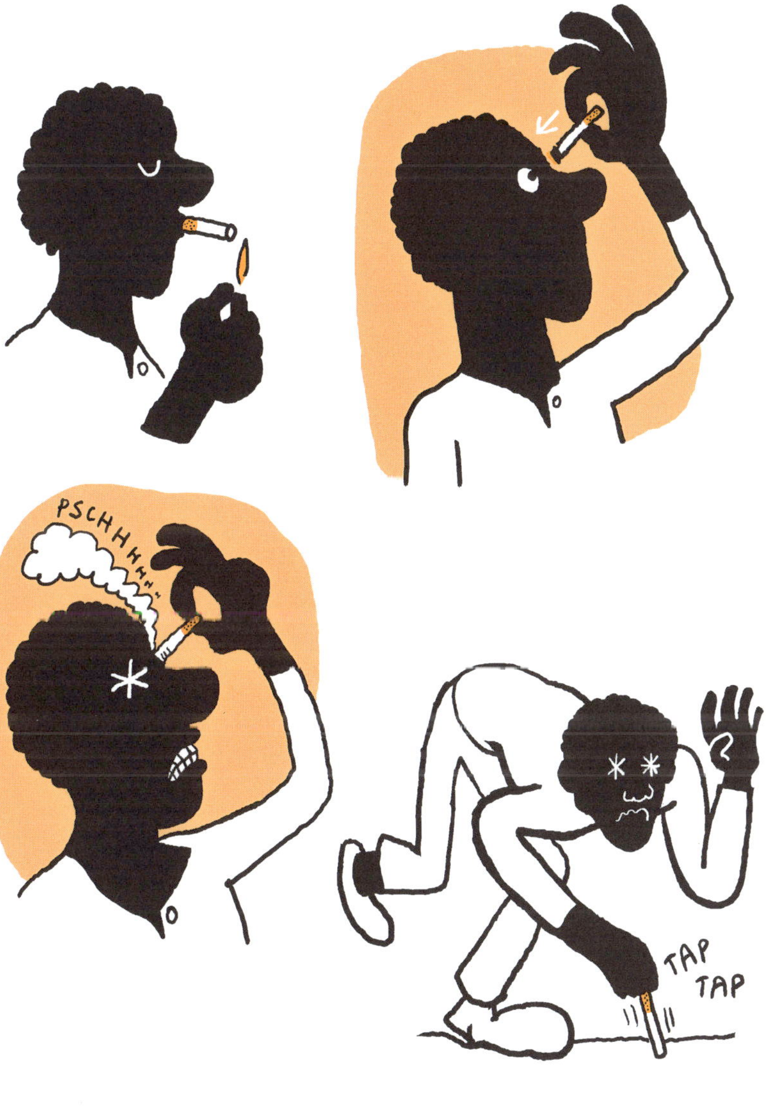

Perdu en mer avec un café

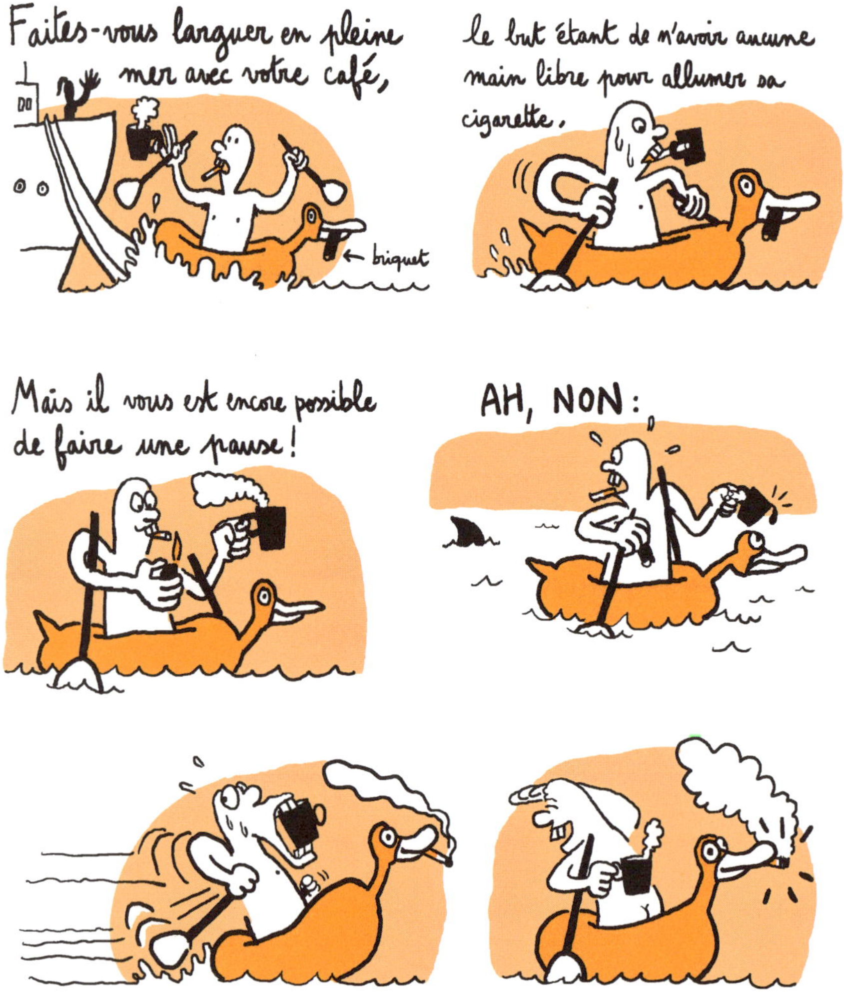
Faites-vous larguer en pleine mer avec votre café,
briquet
le but étant de n'avoir aucune main libre pour allumer sa cigarette.
Mais il vous est encore possible de faire une pause !
AH, NON :

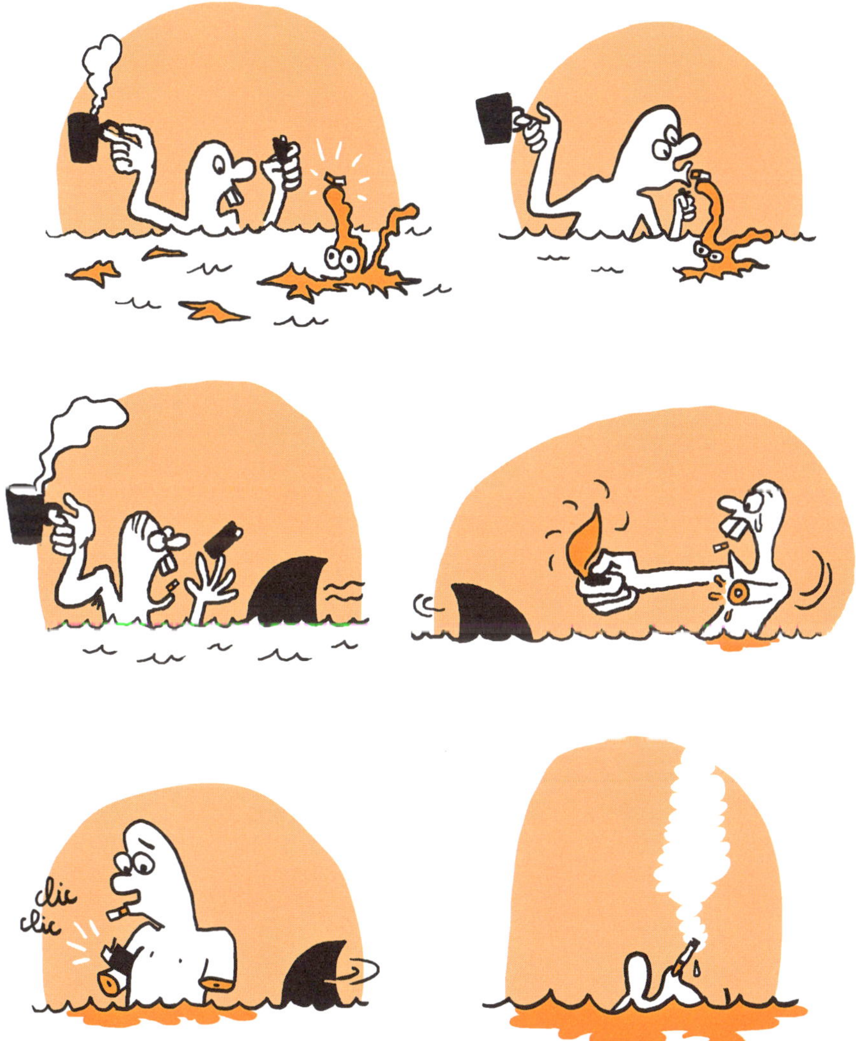
clic
clic

Le sapin

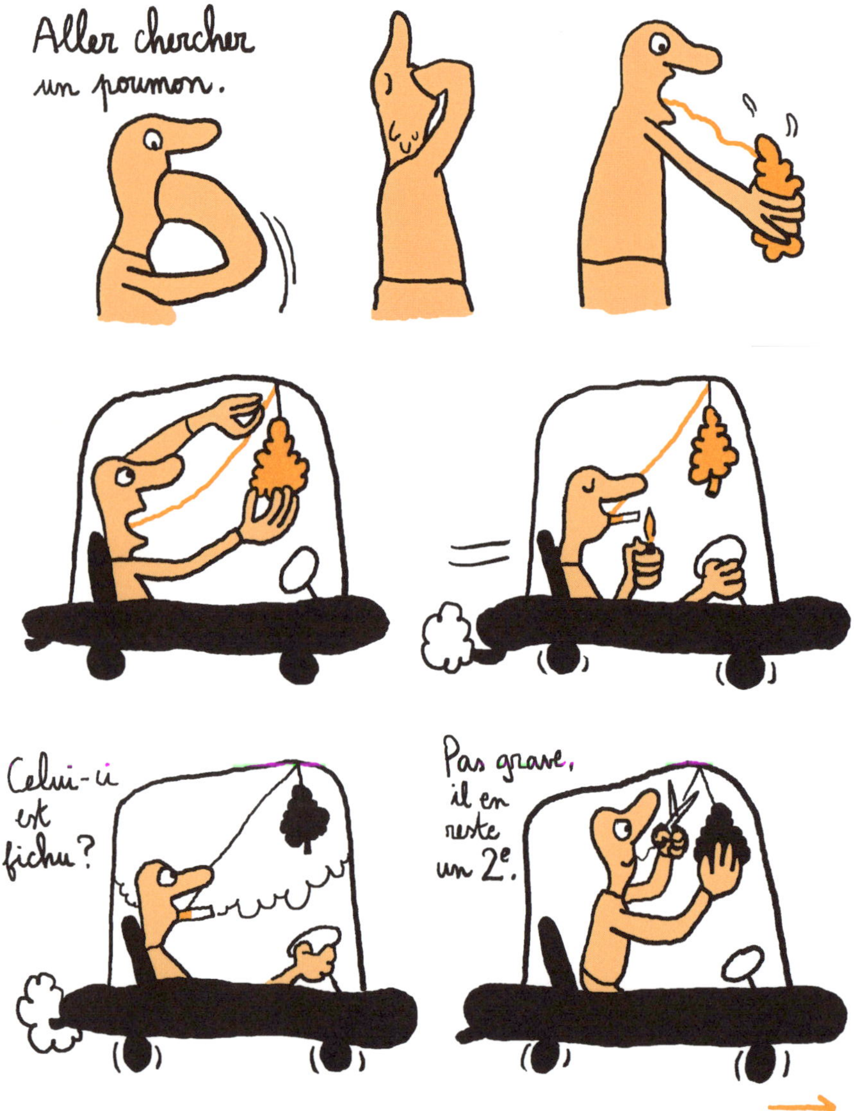
Aller chercher un poumon.
Celui-ci est fichu ?
Pas grave, il en reste un 2e.

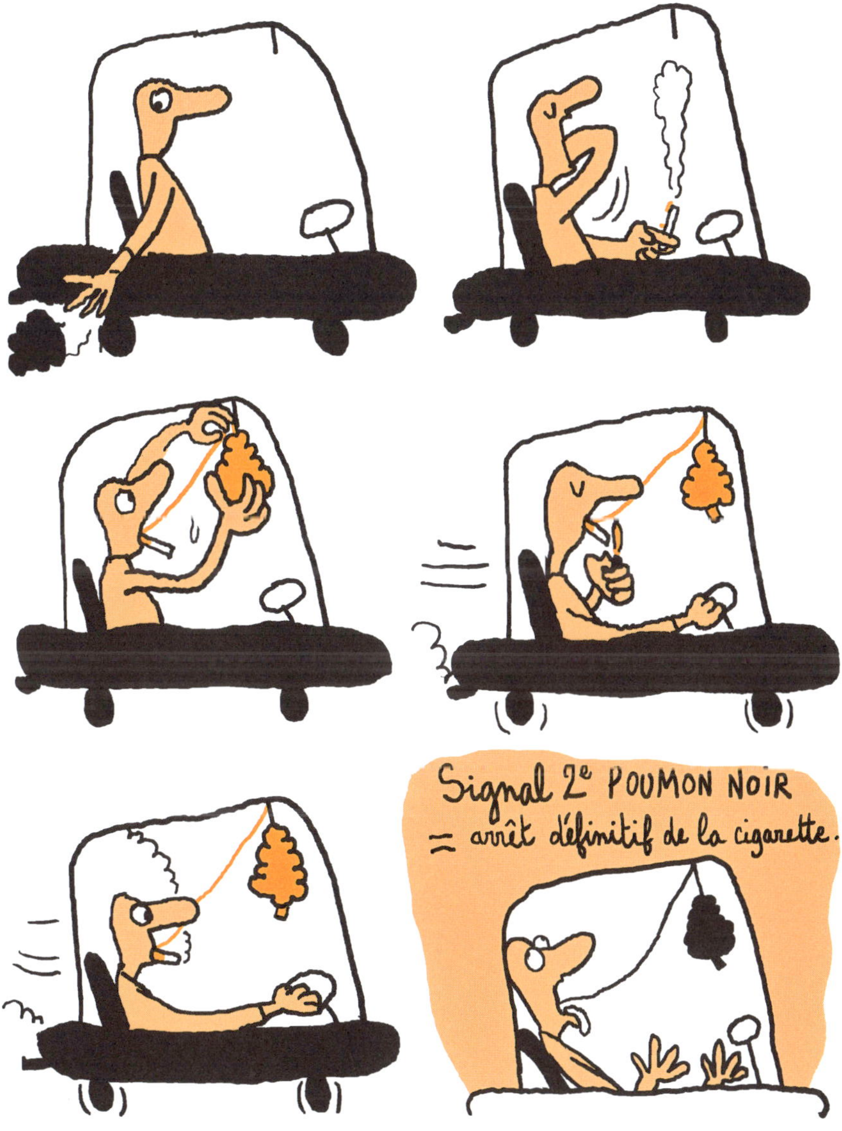
Signal 2e POUMON NOIR
= arrêt définitif de la cigarette.

UNE BONNE FOIS POUR TOUTES

Le pansement

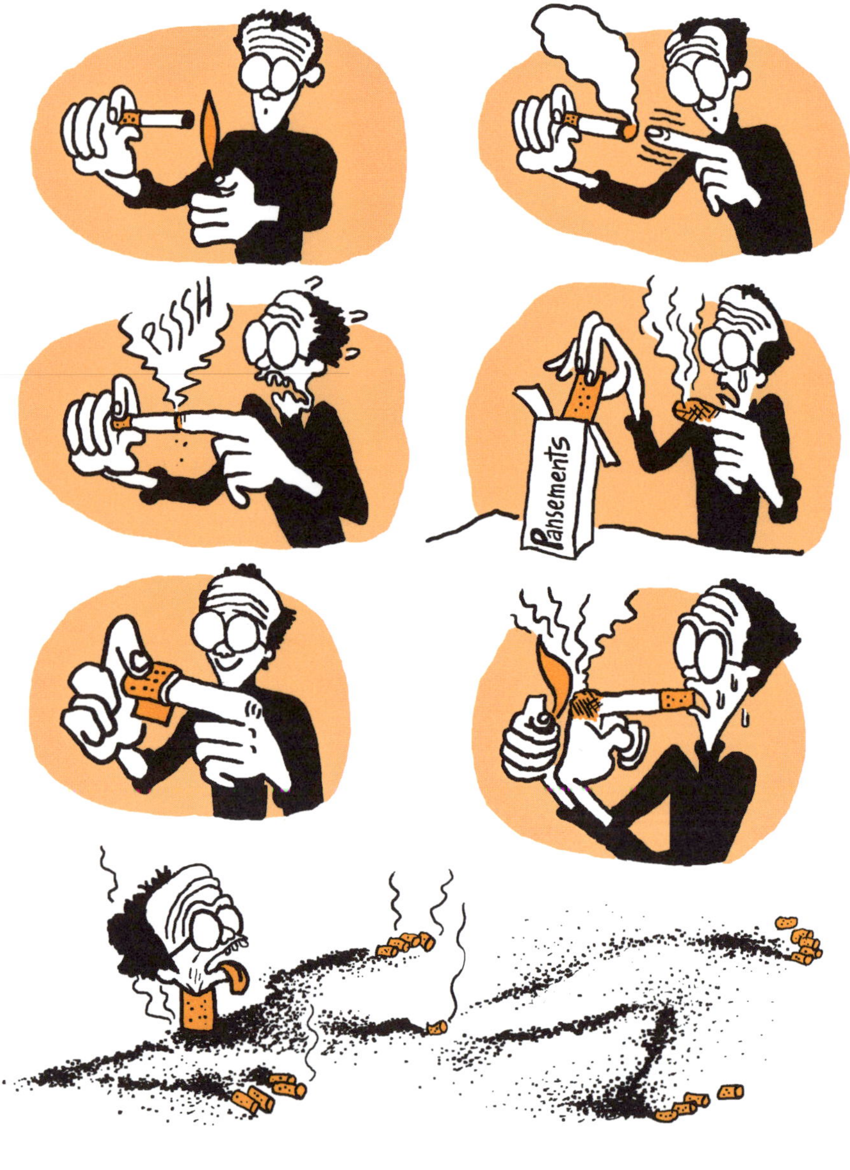

ISBN : 978-2-35761-152-8 • Dépôt légal : deuxième trimestre 2018

Maquette : Thomas Dupuis, Guillaume Heurtault, Lucie Castel
Corrections : Nicole Augereau
Achevé d'imprimer en mai 2018 par Polygraph à Prešov (Slovaquie)

Éditions FLBLB 11 rue Marcel Paul, 86000 POITIERS • 05 49 00 40 96 • www.flblb.com